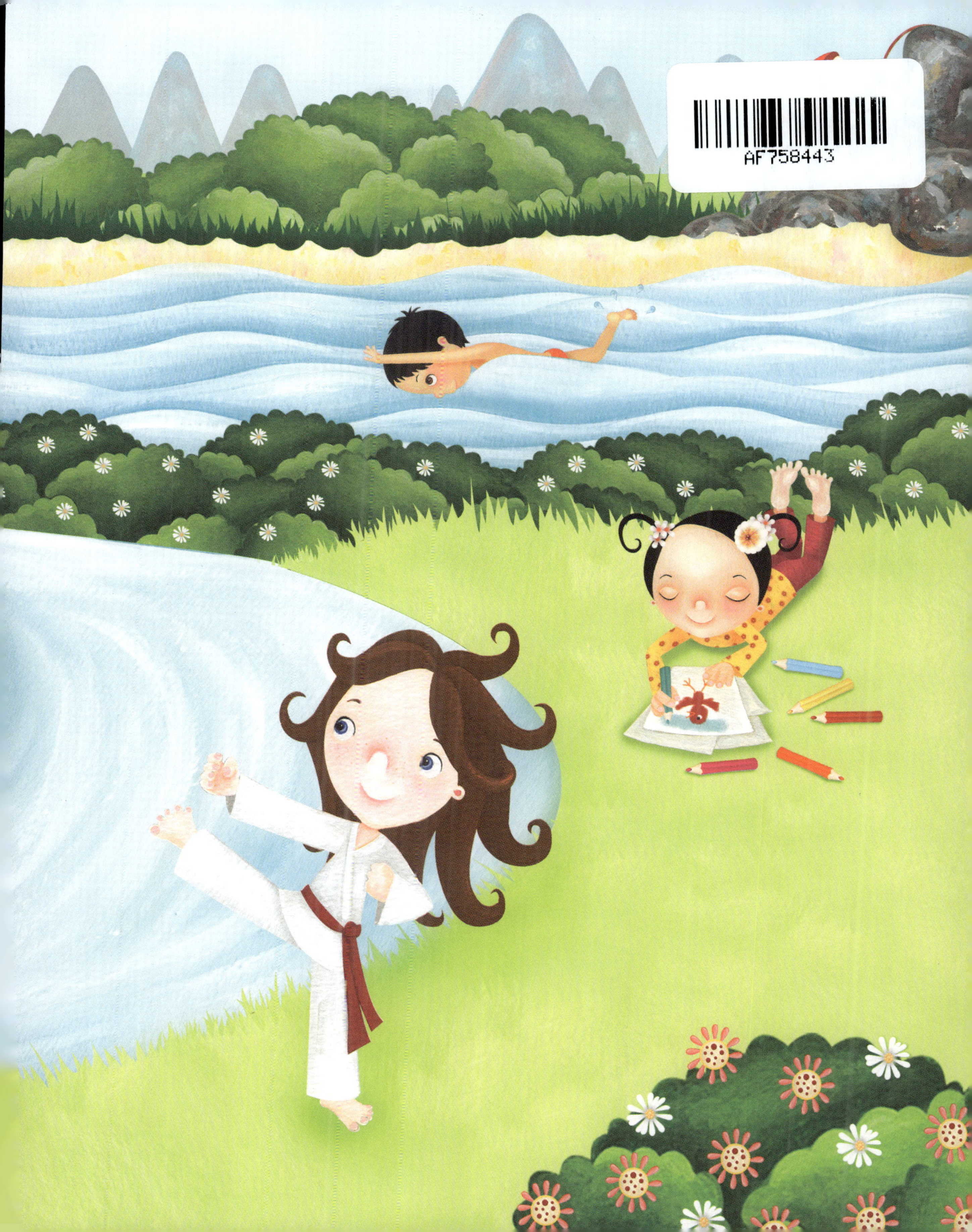

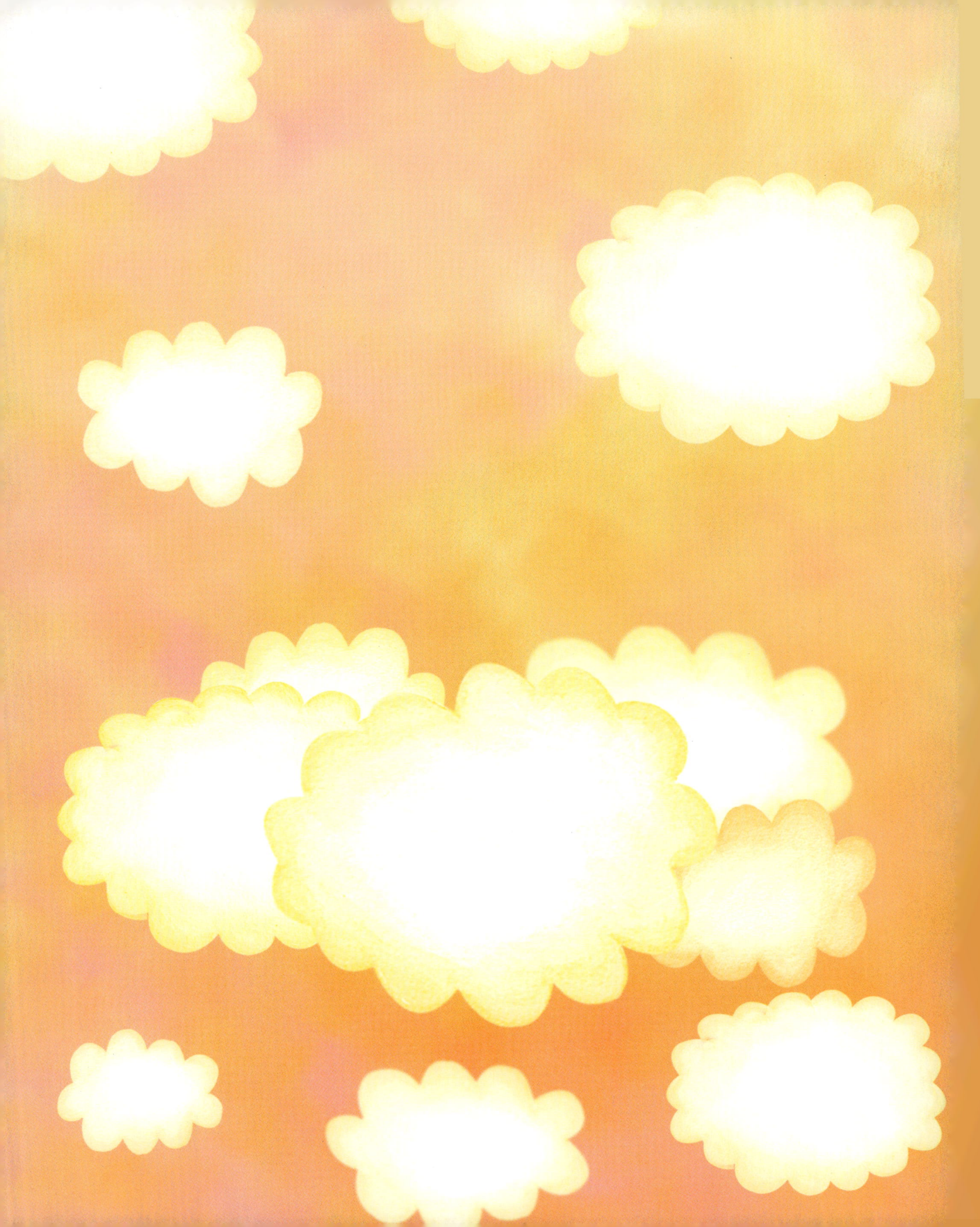

Buenos días yoga

Un cuento para despertarse, postura a postura

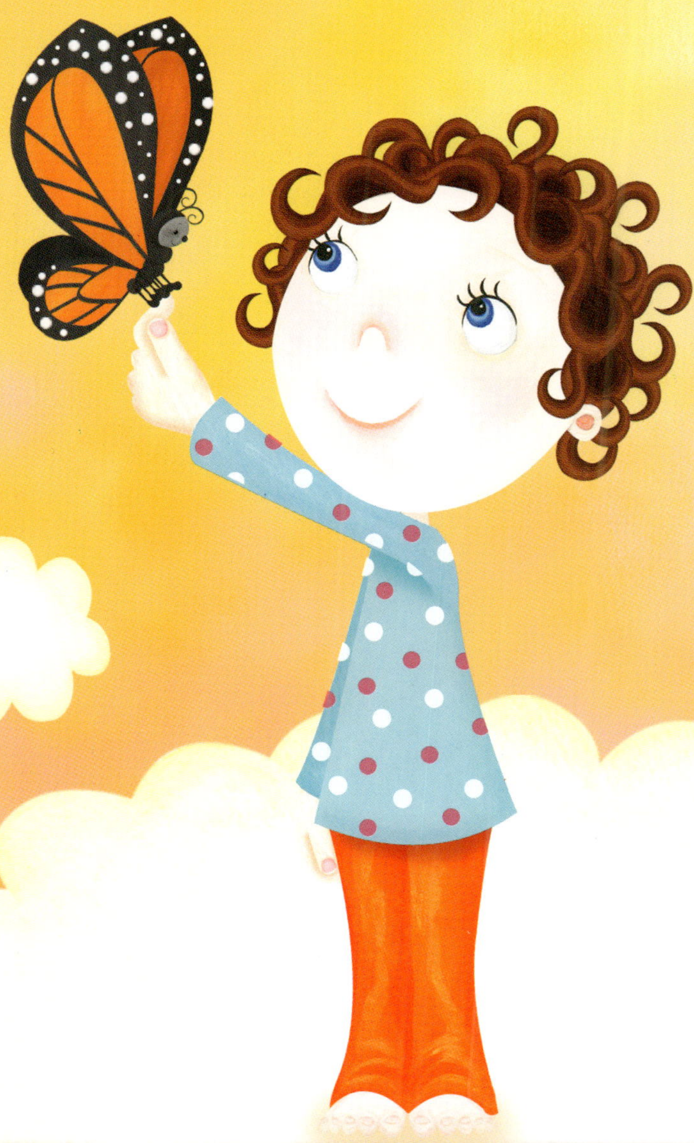

Mariam Gates
CON ILUSTRACIONES DE
Sarah Jane Hinder

Gaia ediciones

Título original: *Good Morning Yoga*
Traducción: Nora Steinbrun

Publicado por acuerdo con Sounds True Inc. 413,
Arthur Avenue, Louisville, CO 80027, EE.UU.

De la presente edición en castellano:
© Gaia Ediciones, 2016
Alquimia, 6 - 28933 Móstoles (Madrid) - España
Tels.: 91 614 53 46 - 91 614 58 49
www.alfaomega.es - E-mail: alfaomega@alfaomega.es

Primera edición: octubre de 2017

Depósito legal: M. 11.492-2017
I.S.B.N.: 978-84-8445-686-5

Impreso en India

Para mis brillantes y preciosos ahijados,
Emilia y Ptolemy.

MG

Para mis maravillosas sobrinas, Stacey e Isabel.
¡Con vosotras, mi sueño de ser tía
se ha hecho realidad!

SJH

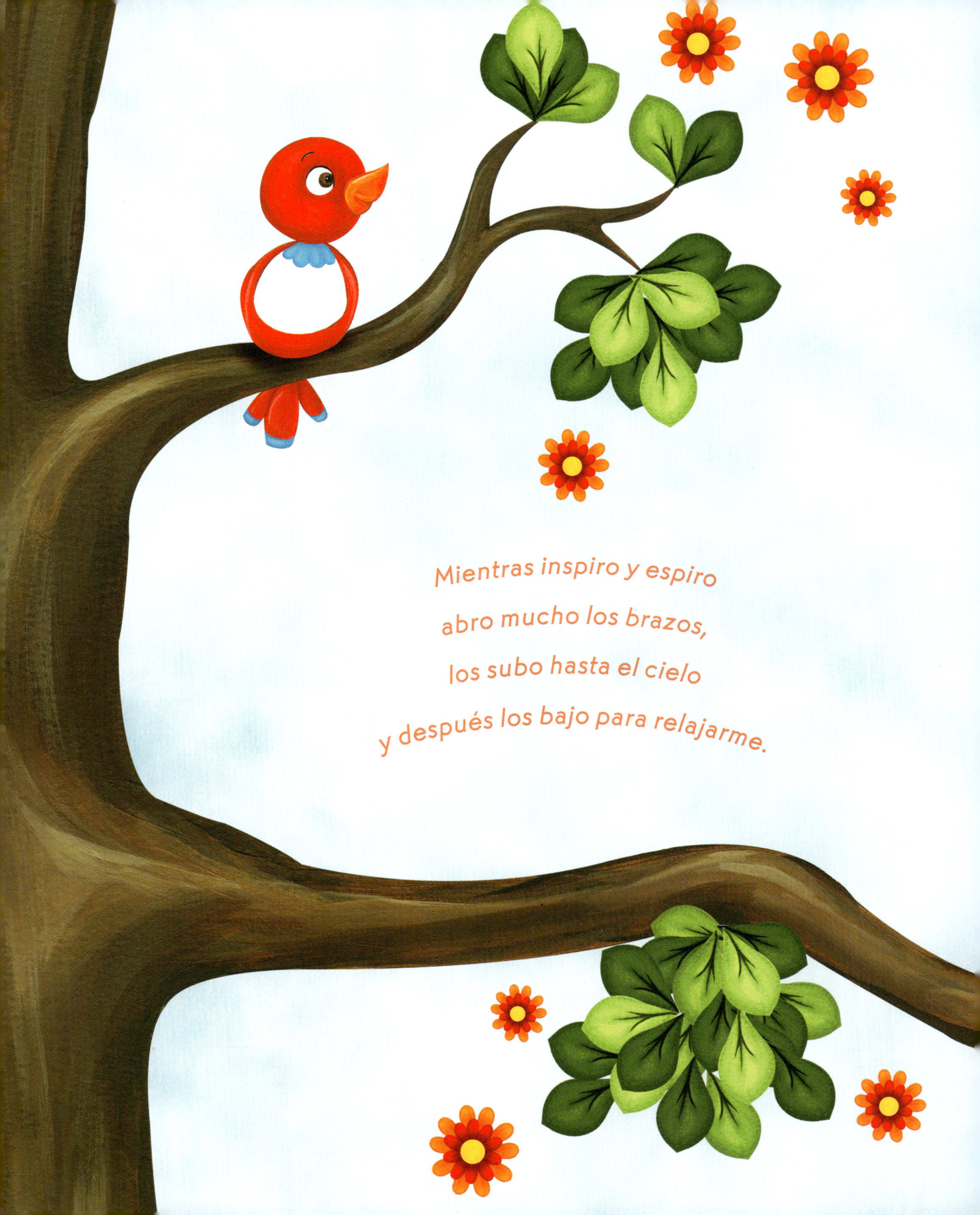

Mientras inspiro y espiro
abro mucho los brazos,
los subo hasta el cielo
y después los bajo para relajarme.

Respiro profundo, respiro despacio...

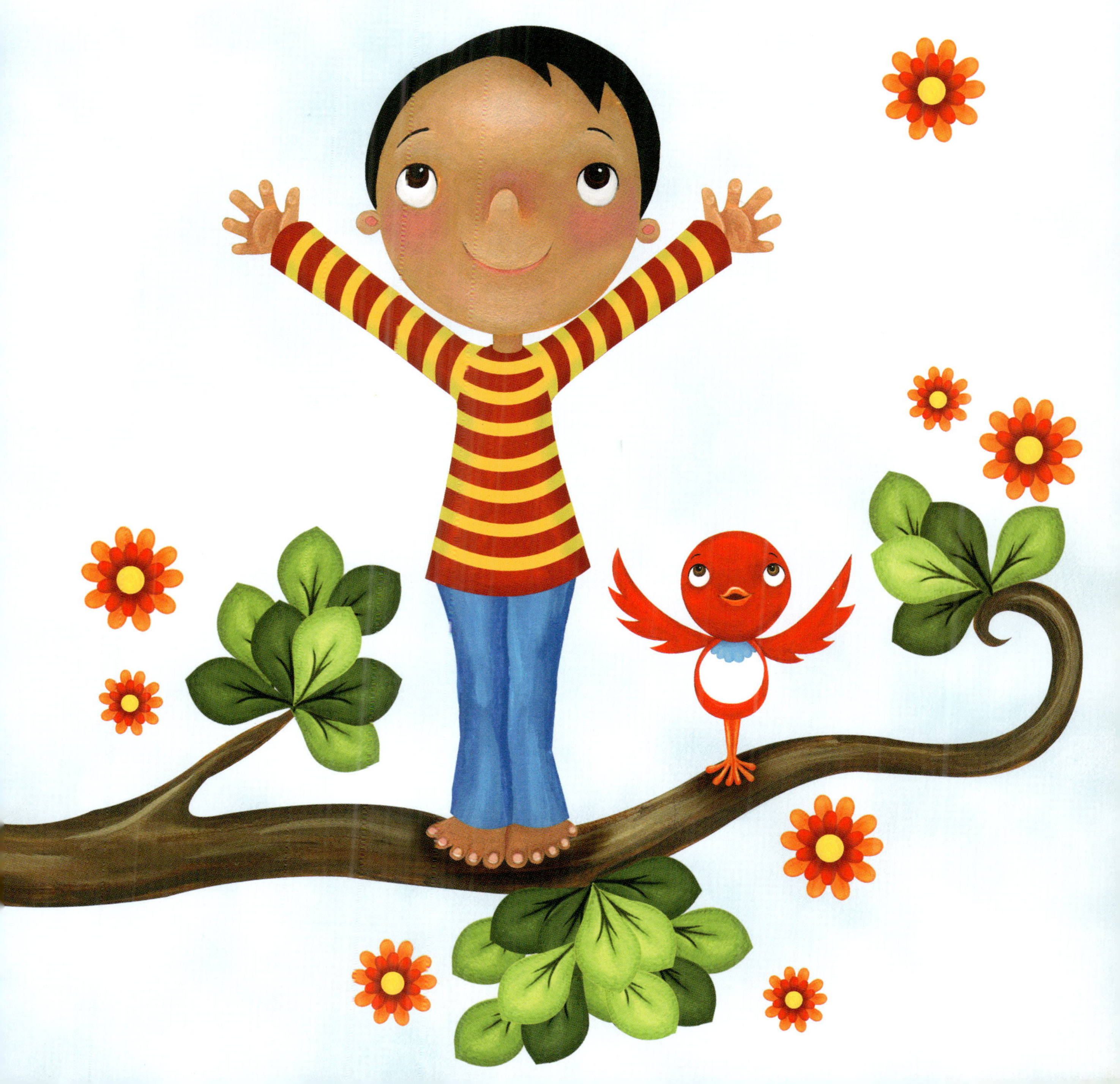

Mientras inspiro y espiro
giro todo el cuerpo
a un lado y al otro,
y balanceo los brazos
hacia delante y hacia atrás.

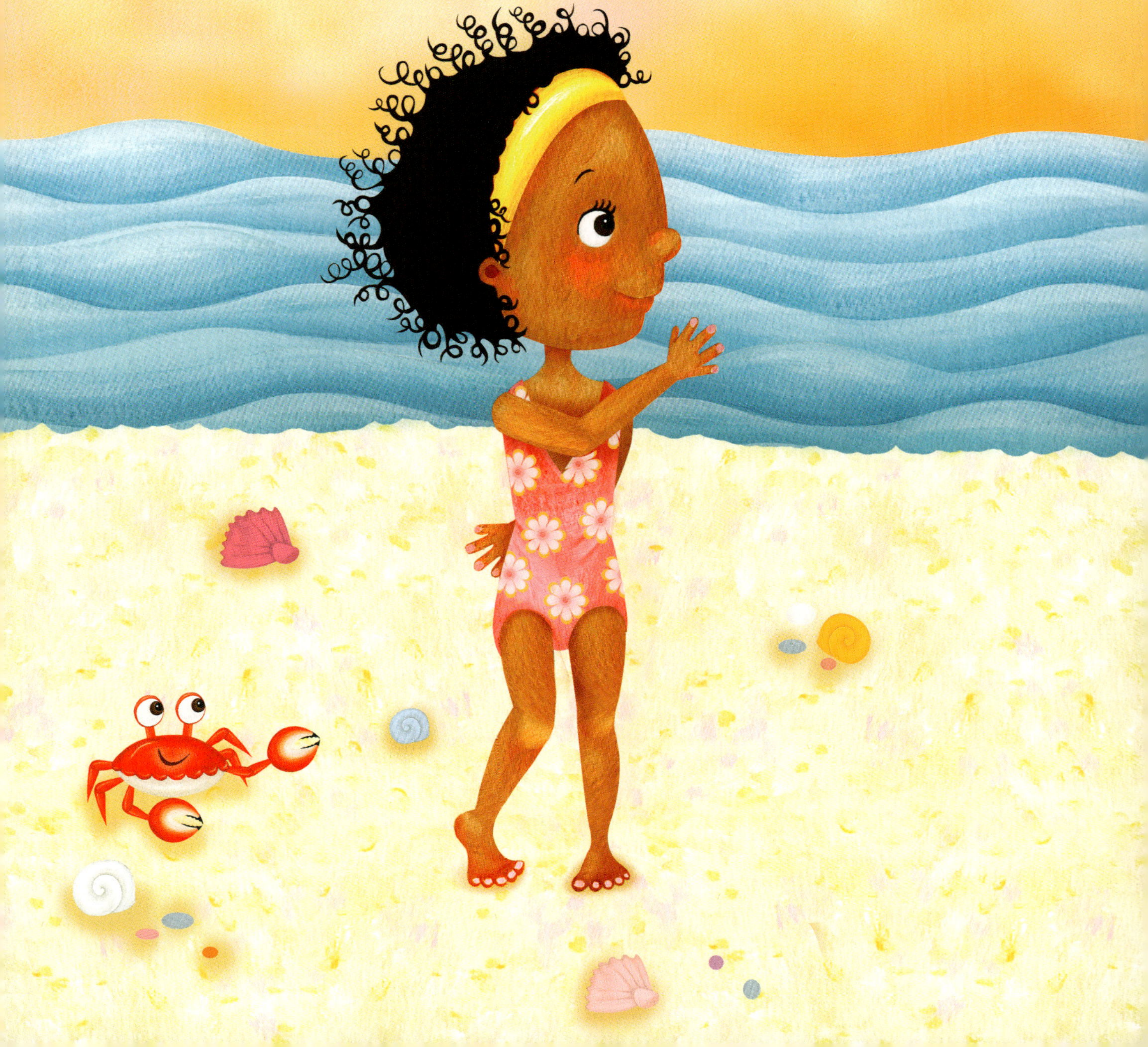

y adiós digo al sueño moviendo los brazos.

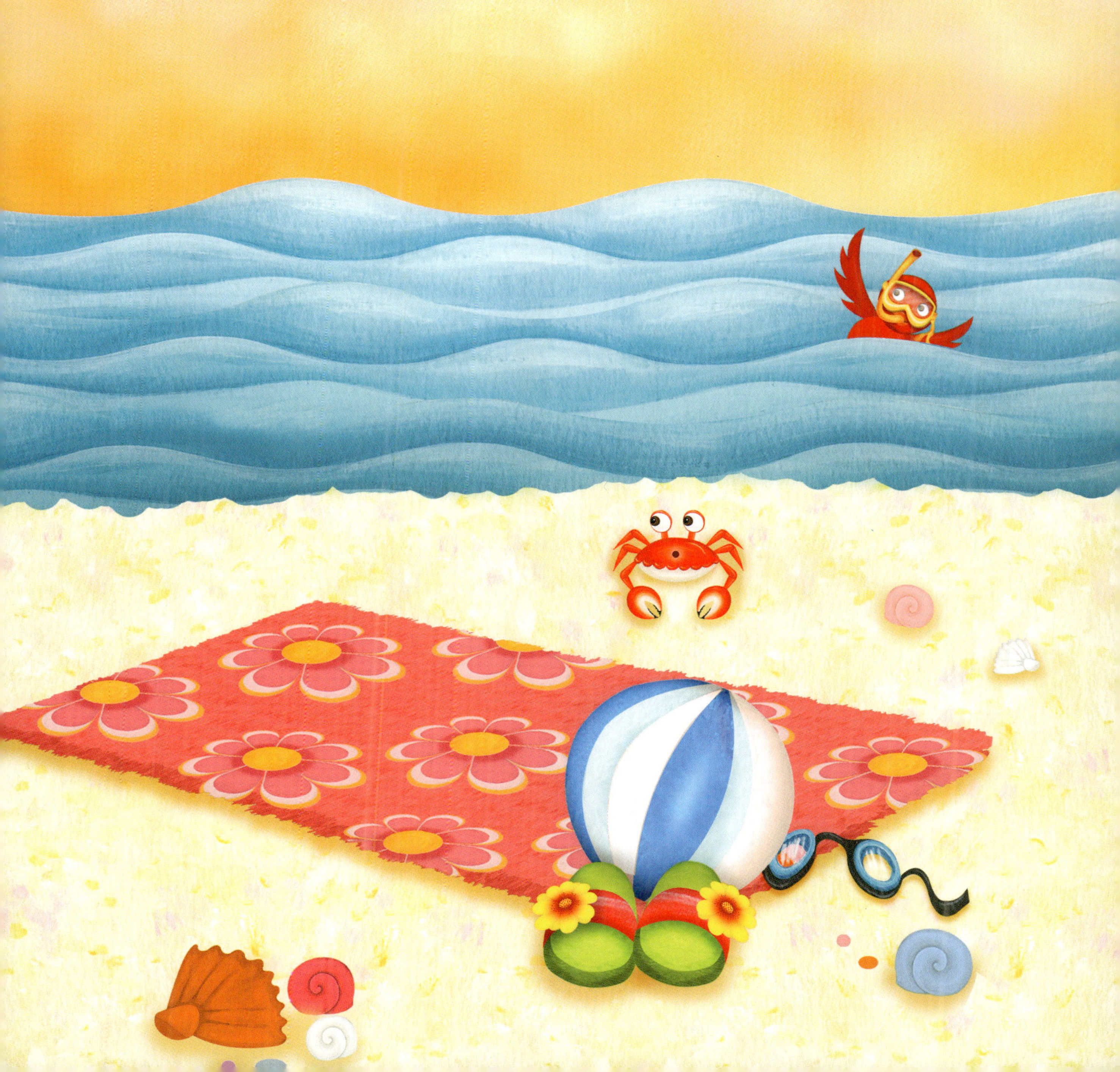

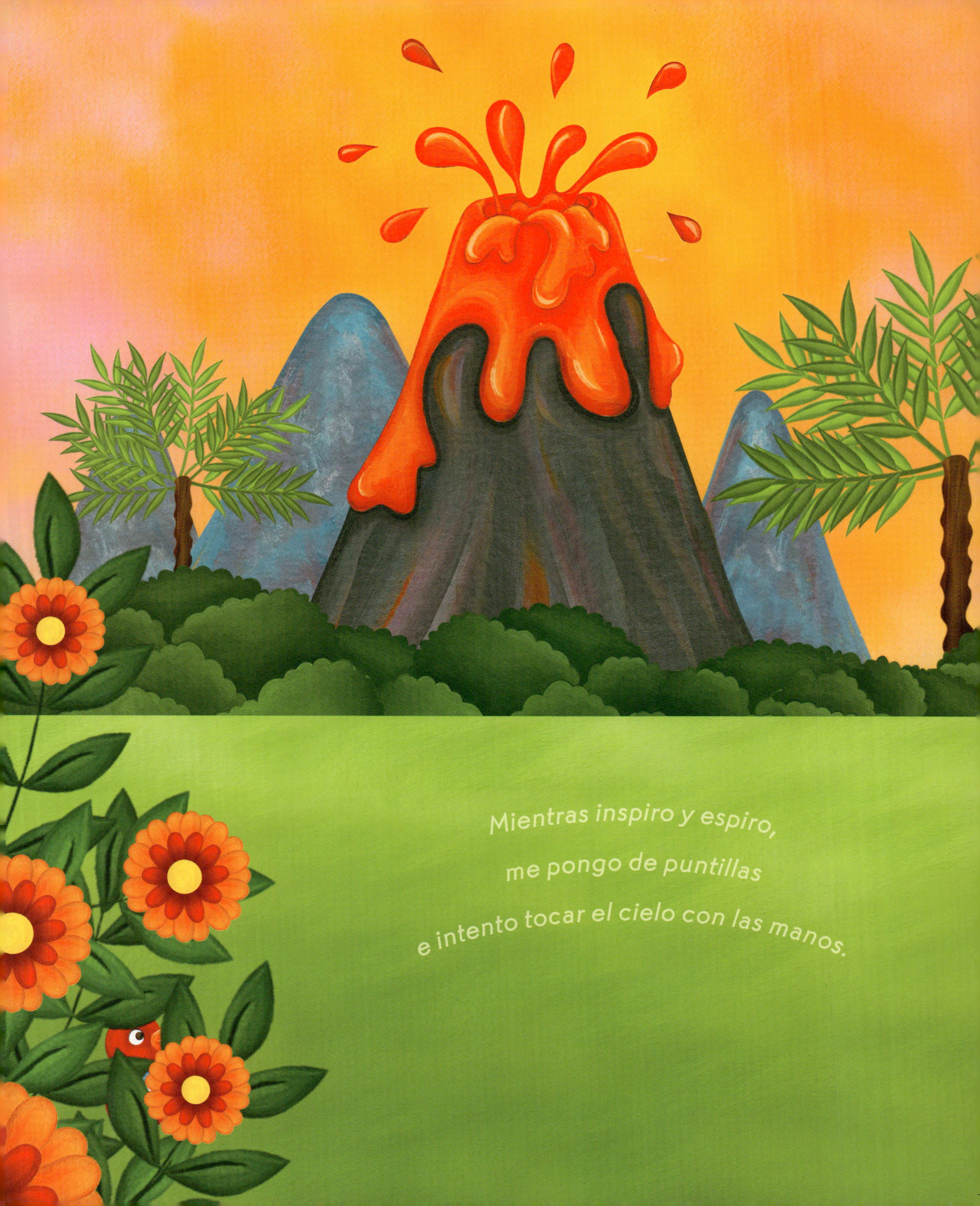

Mientras inspiro y espiro,
me pongo de puntillas
e intento tocar el cielo con las manos.

Hoy soy un volcán muy alto, echo fuego...

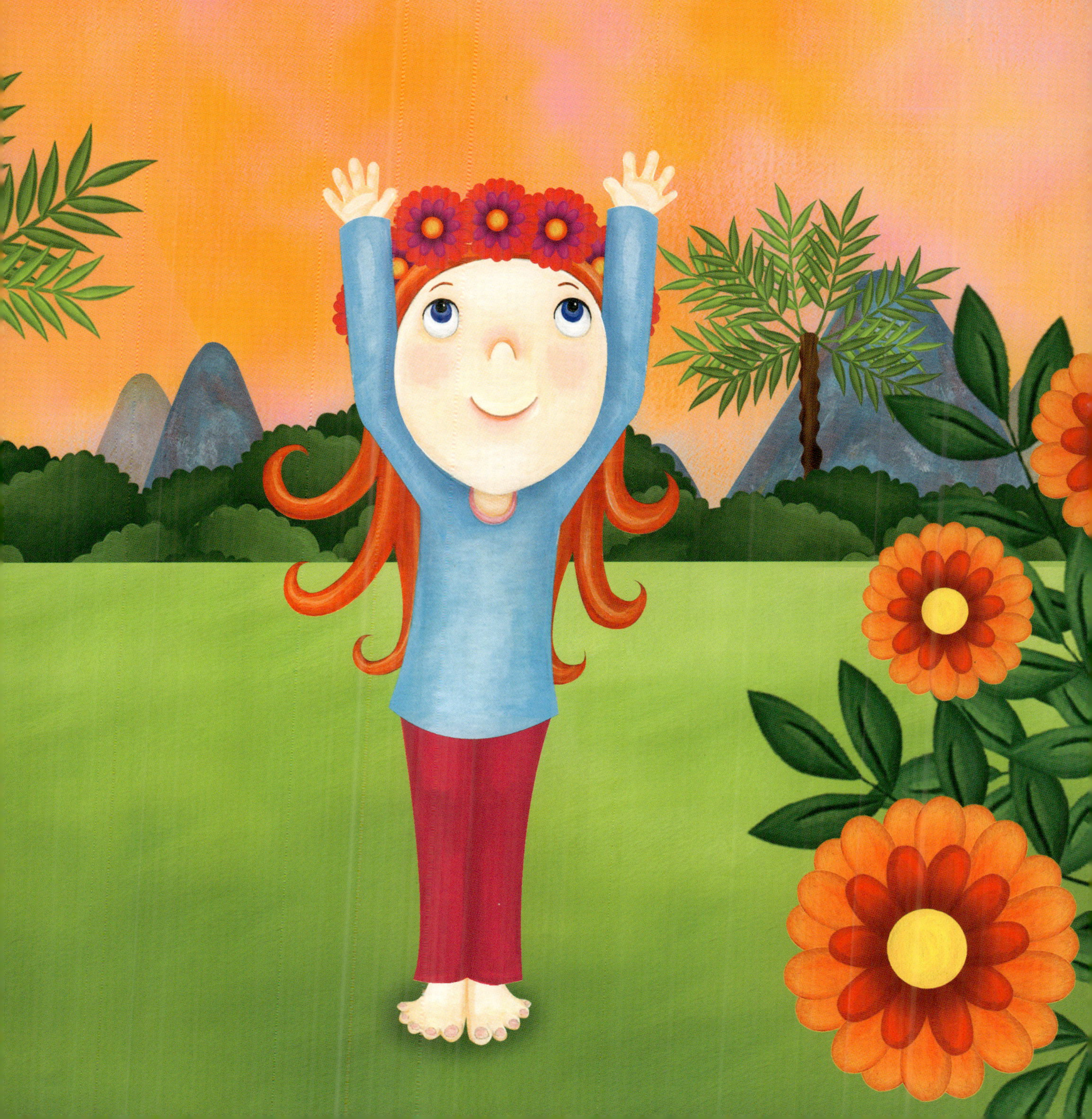

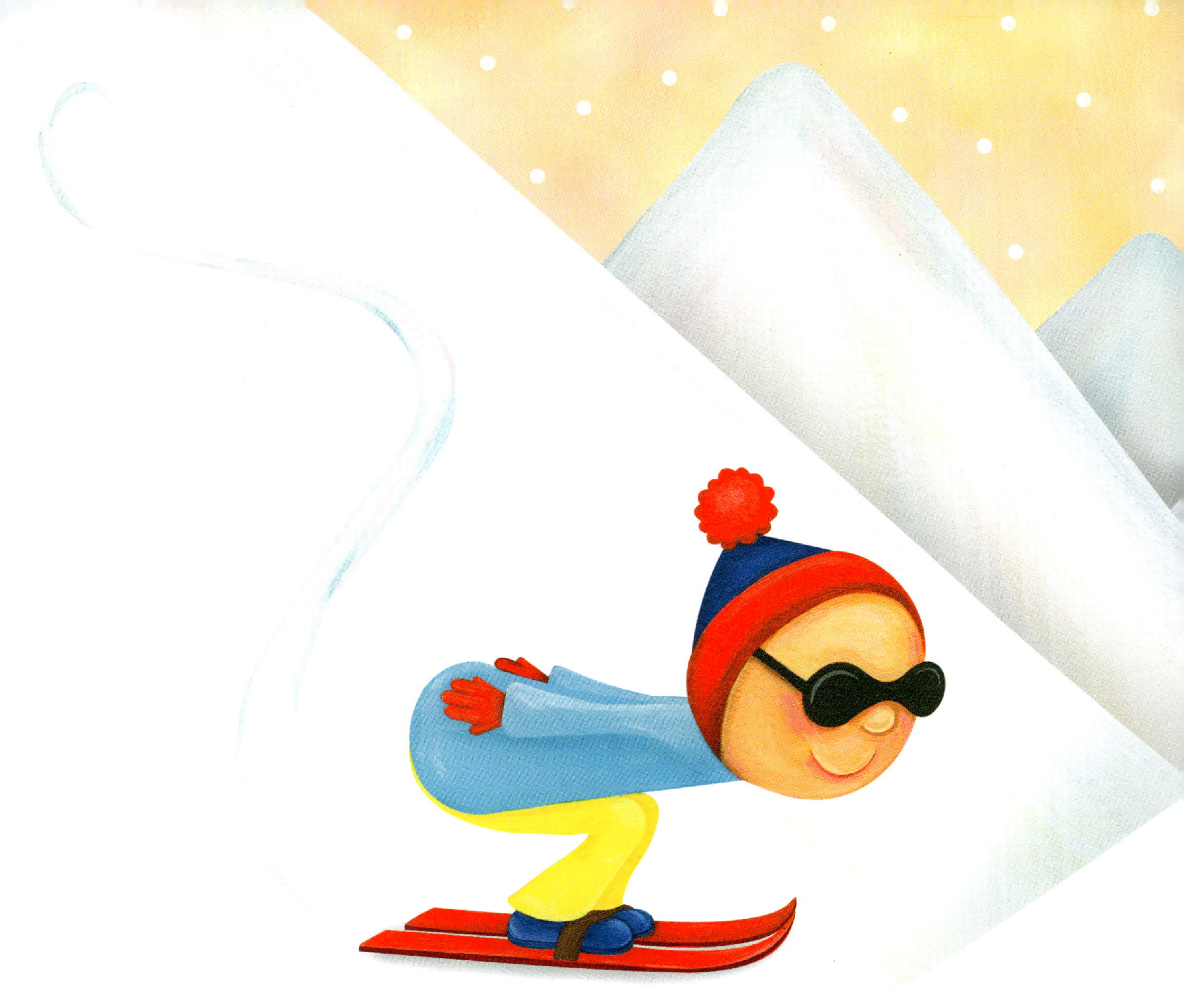

Mientras inspiro y espiro,

doblo las rodillas

y muevo los brazos hacia atrás.

un esquiador hábil que salta sin miedo,

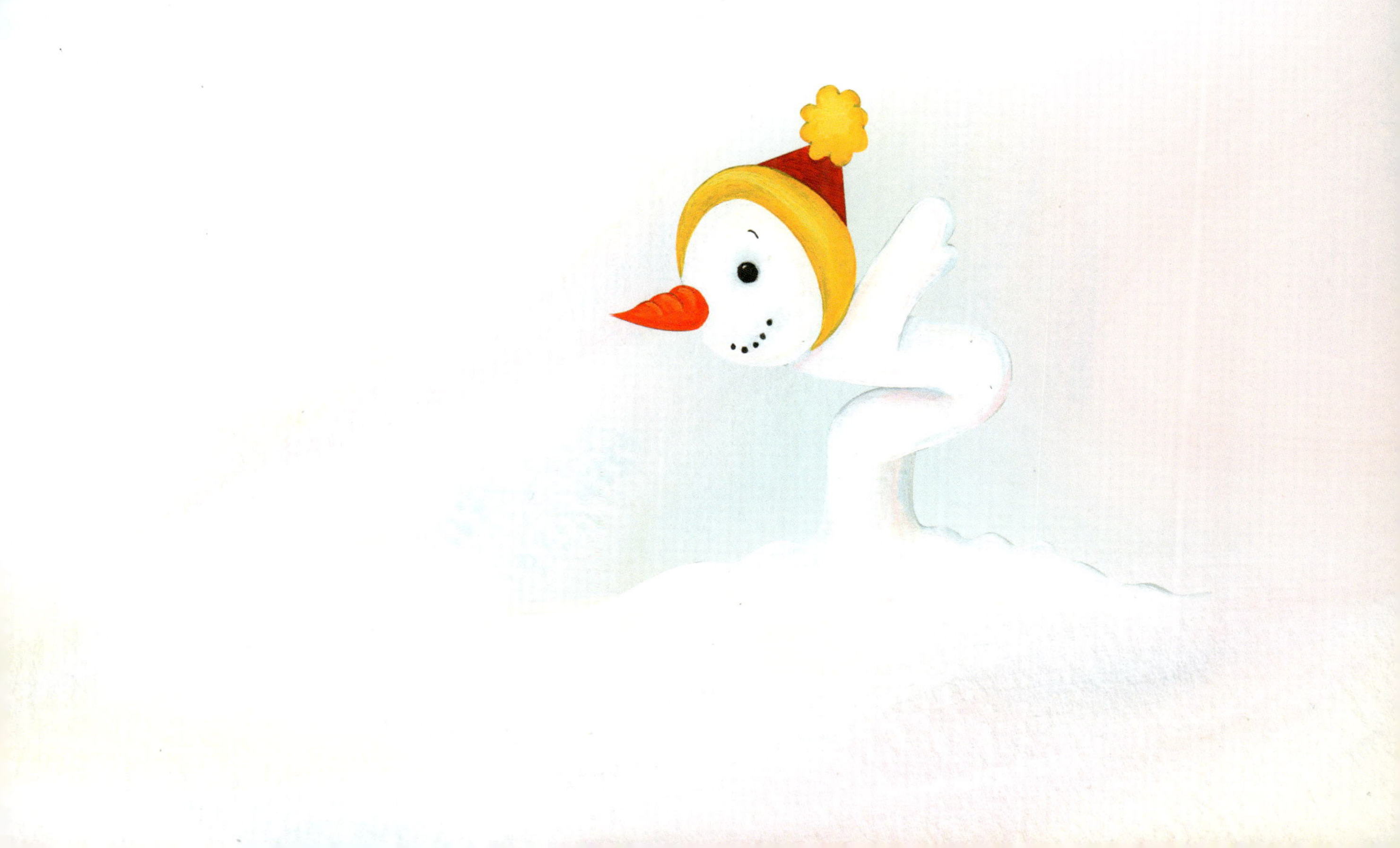

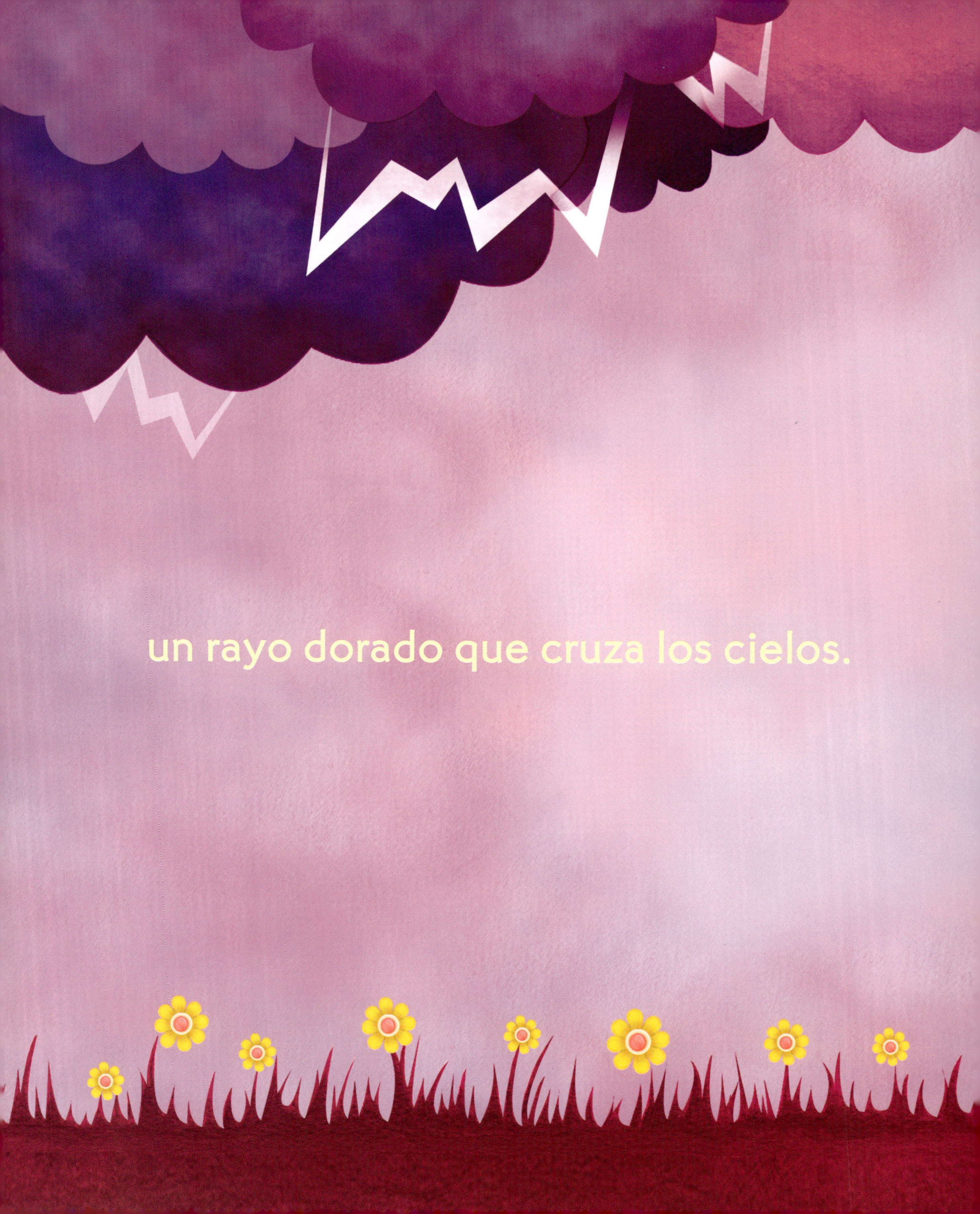

un rayo dorado que cruza los cielos.

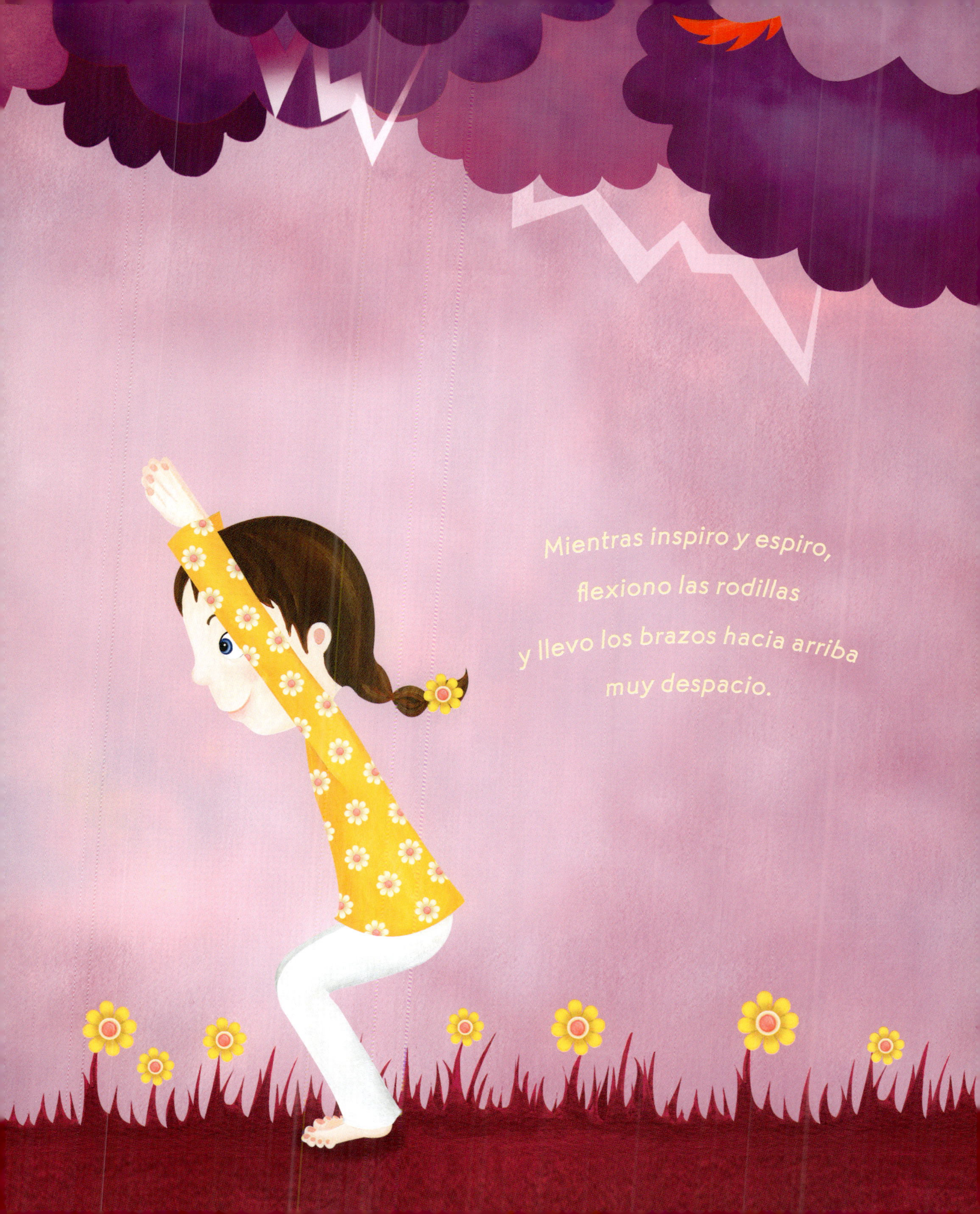

Mientras inspiro y espiro,
flexiono las rodillas
y llevo los brazos hacia arriba
muy despacio.

Mientras inspiro y espiro,
piso el suelo con fuerza
y estiro la espalda para hacerla crecer.
Giro los hombros hacia atrás
y junto las palmas de las manos.

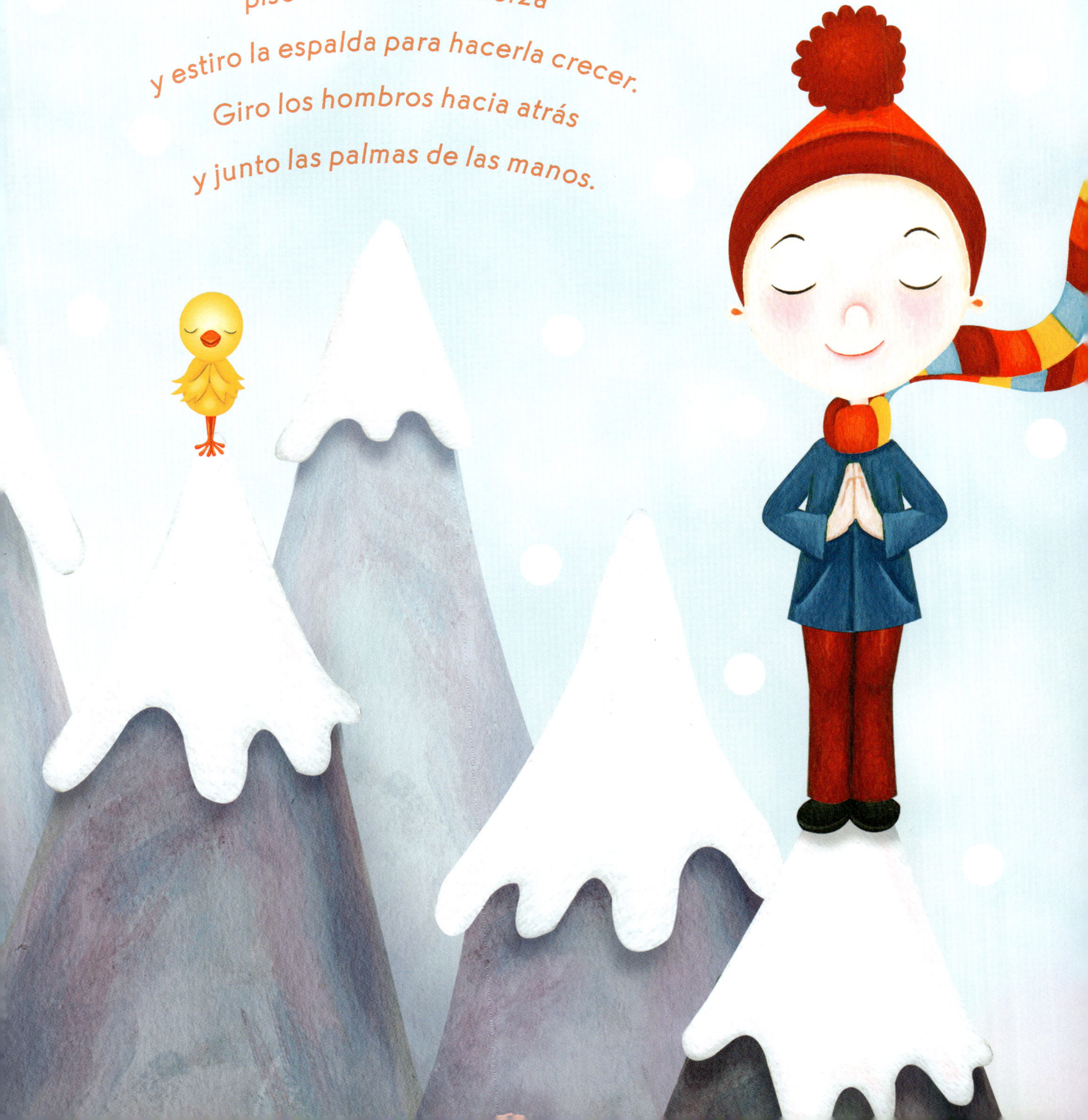

Ahora soy montaña, silenciosa y quieta...

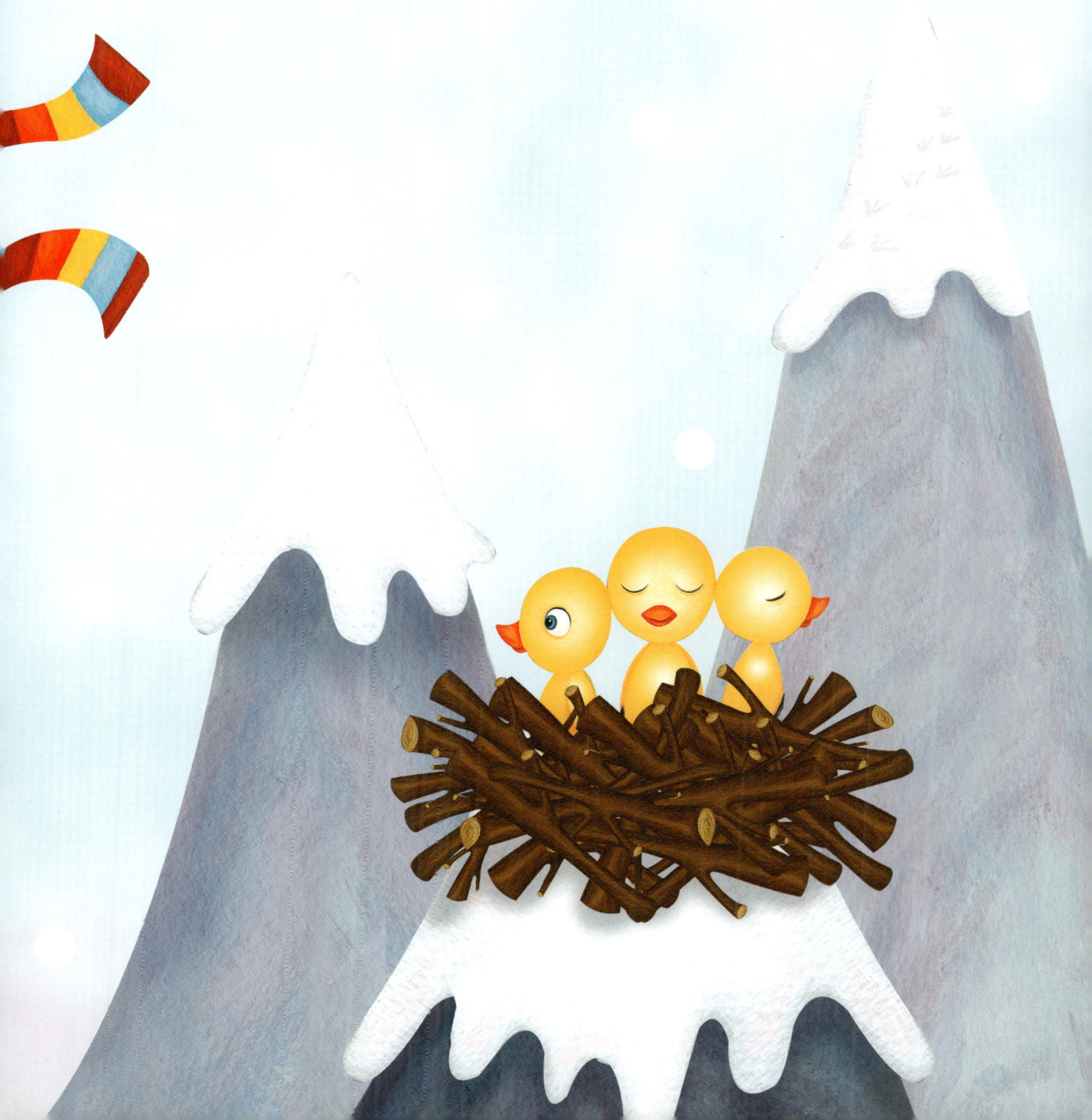

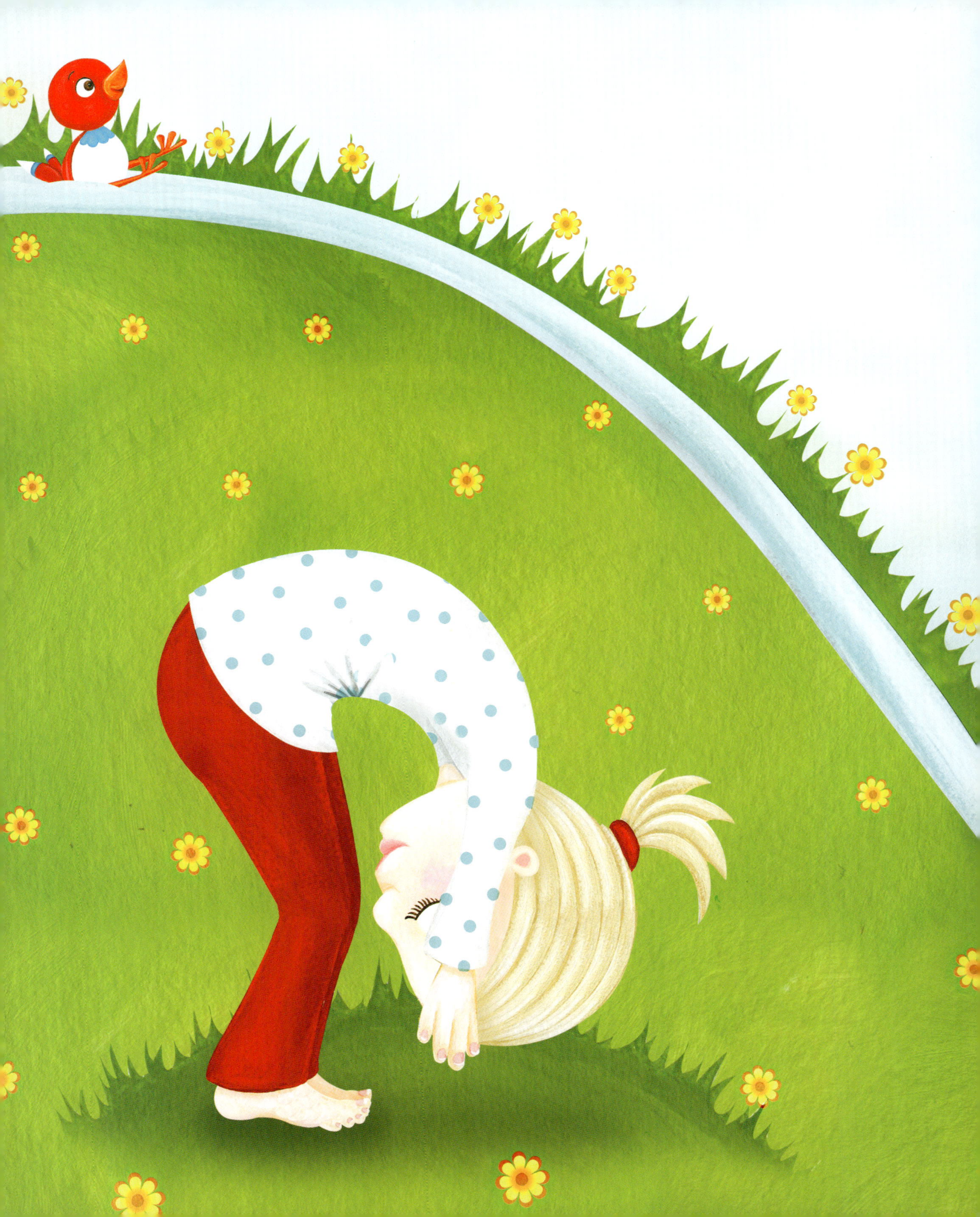

un arroyo suave que baja la cuesta,

Mientras inspiro y espiro,
redondeo la espalda,
doblo un poquito las rodillas
y bajo la cabeza y los brazos
todo lo que puedo.

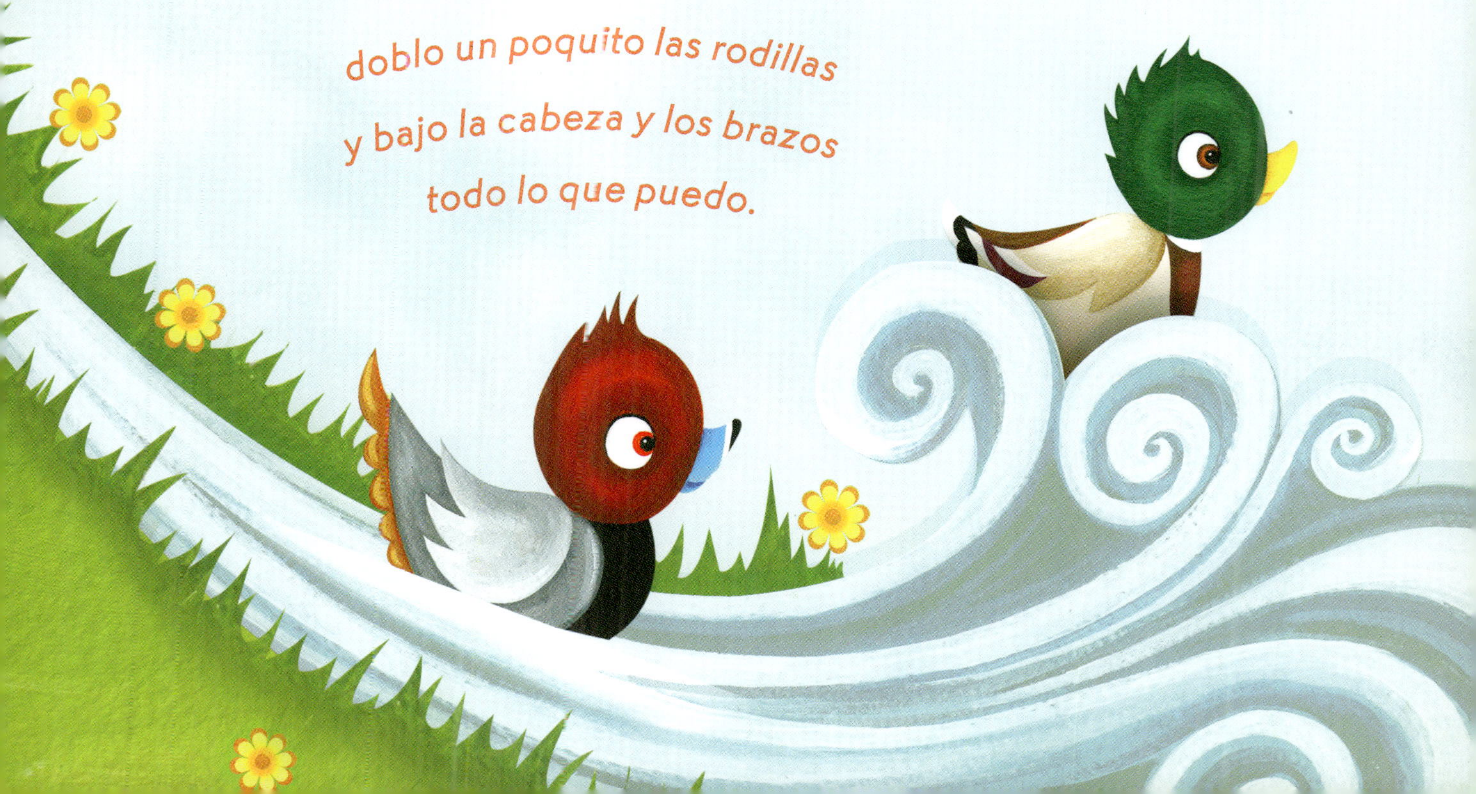

un perro feliz que se estira y colea.

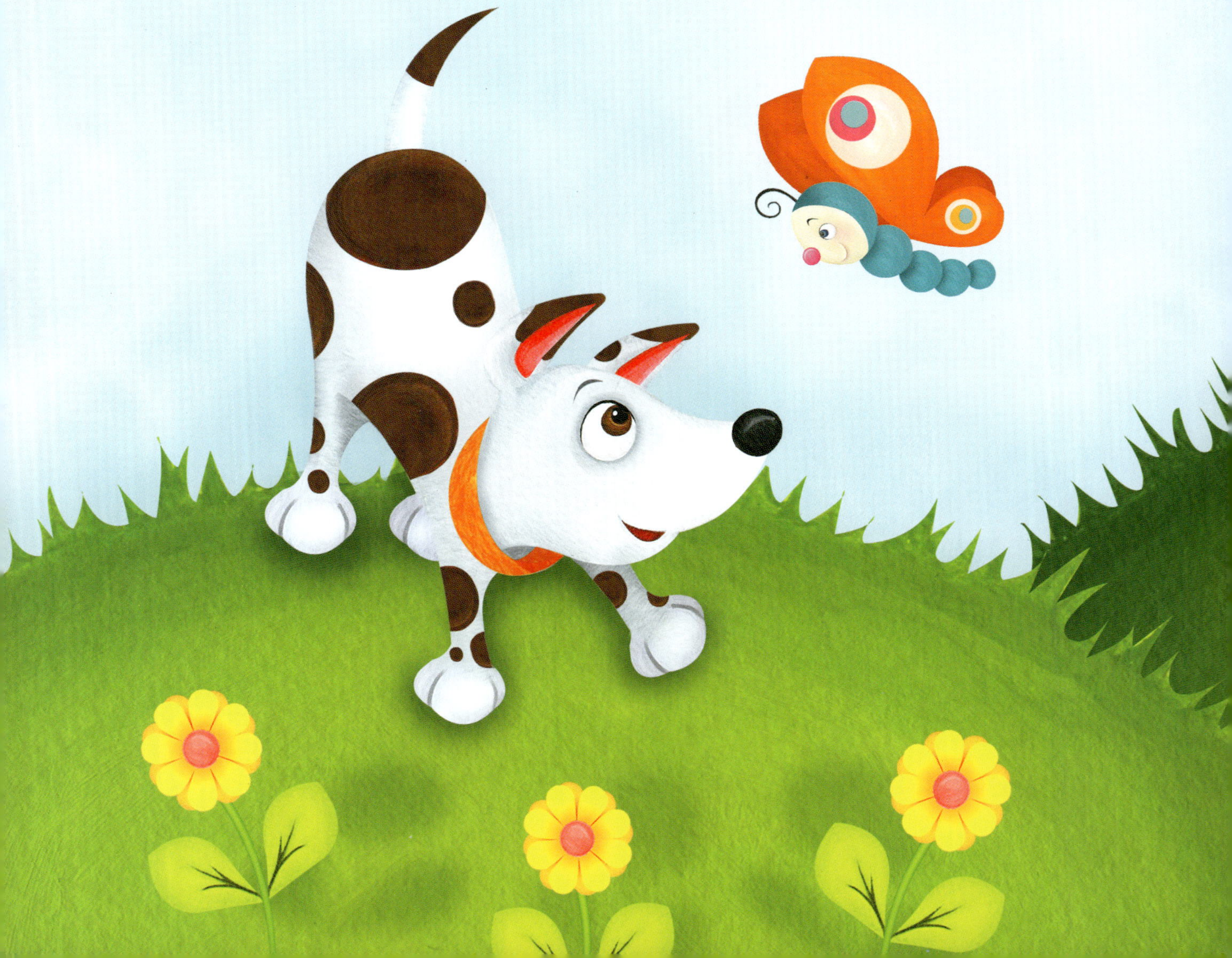

Mientras inspiro y espiro,
apoyo con fuerza las manos
y los talones en el suelo
y subo la cadera hasta el cielo.

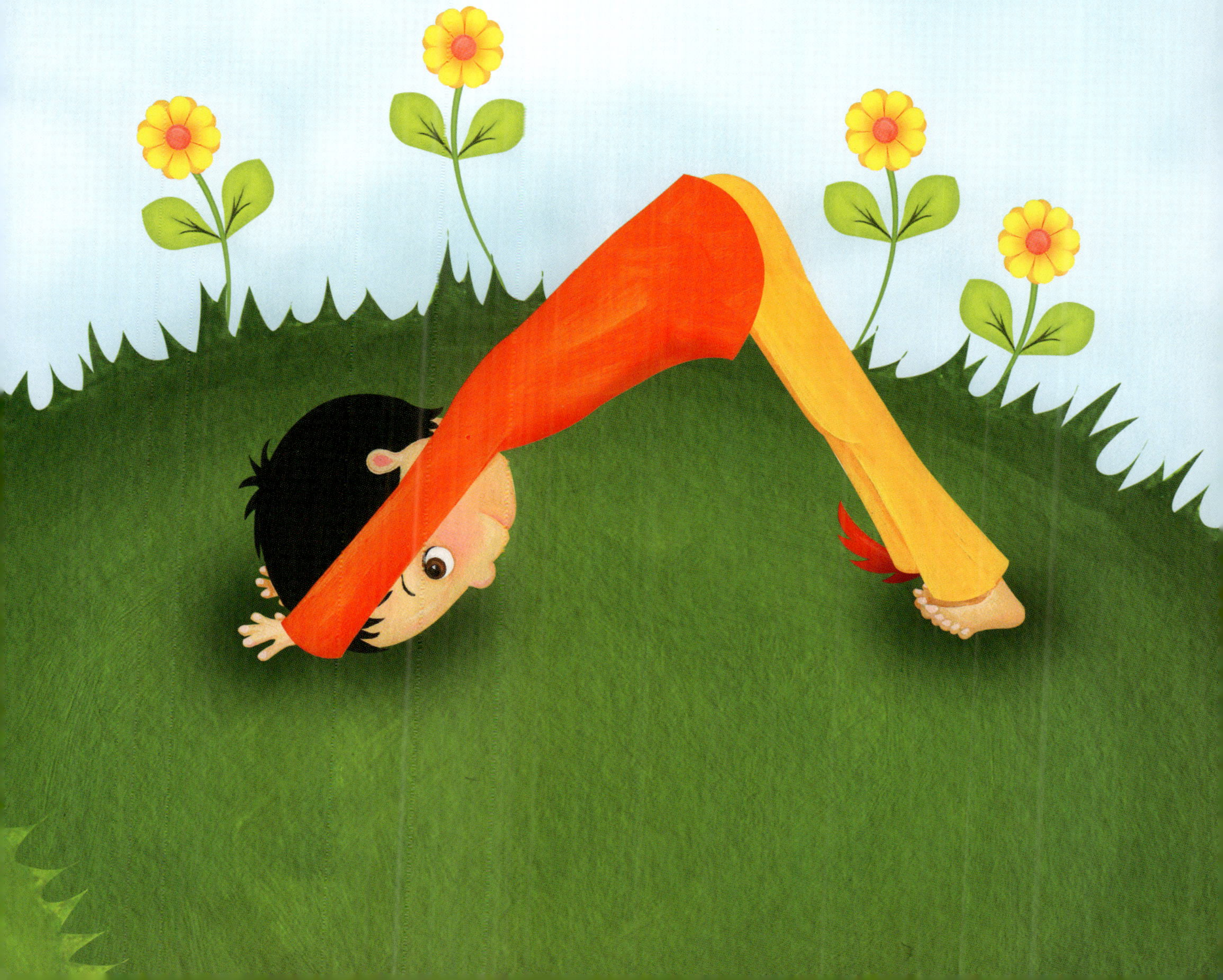

En explorador ahora me convierto...

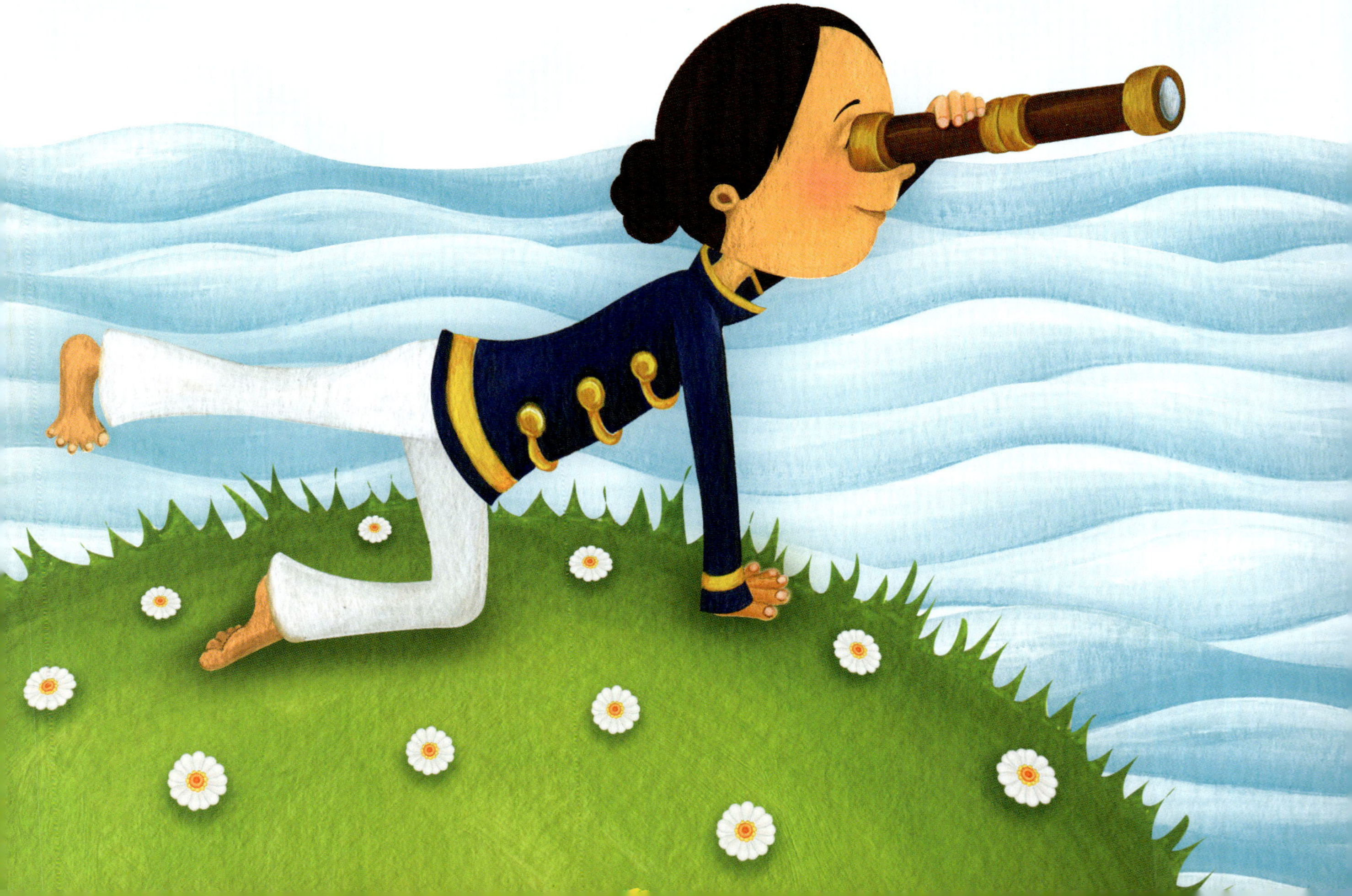

Mientras inspiro y espiro
a cuatro patas,
llevo la mano izquierda hacia delante,
estiro la pierna derecha hacia atrás
y mantengo el equilibrio.
Después cambio de lado.

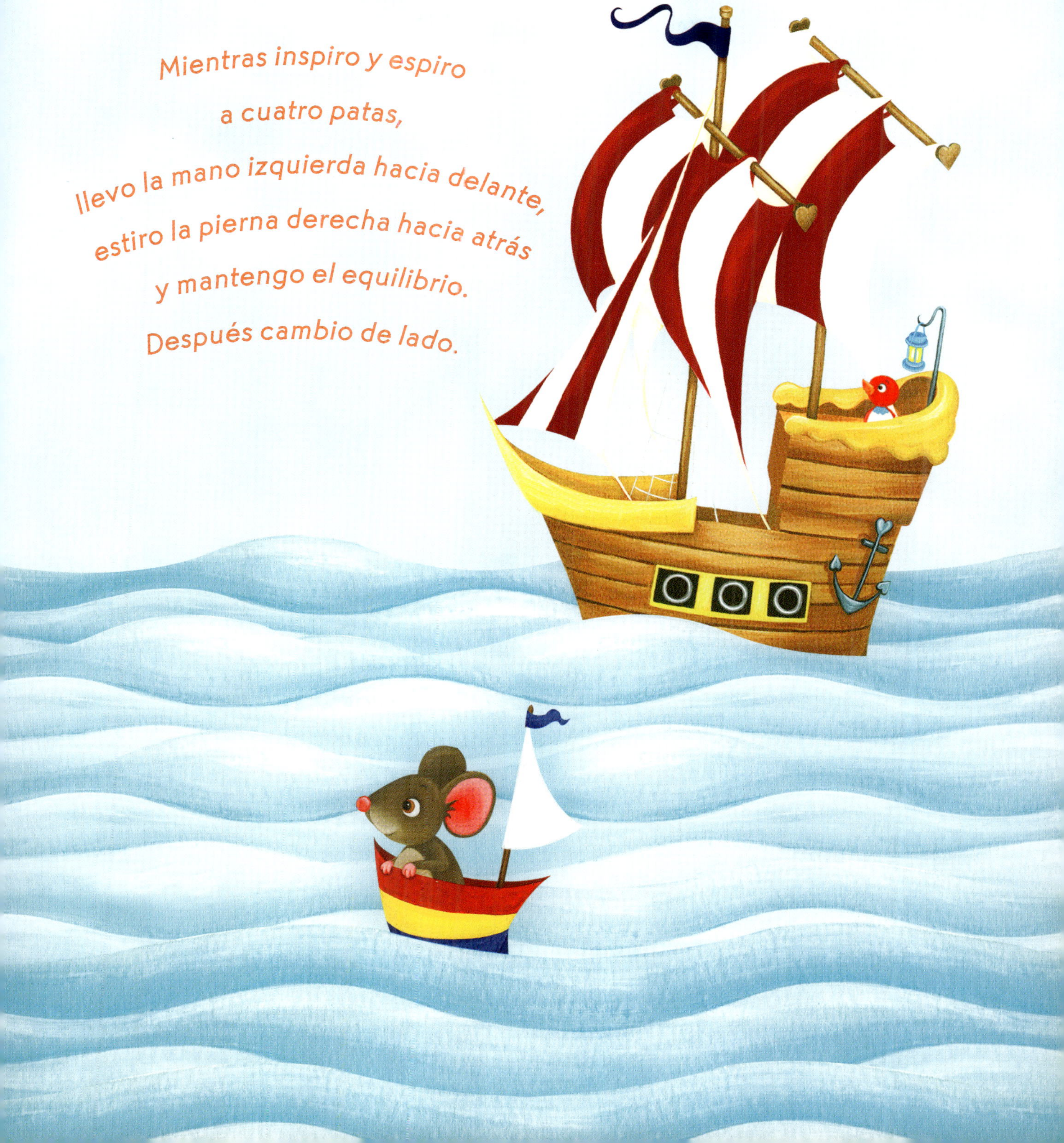

y cruzo los puentes que en mi viaje encuentro,

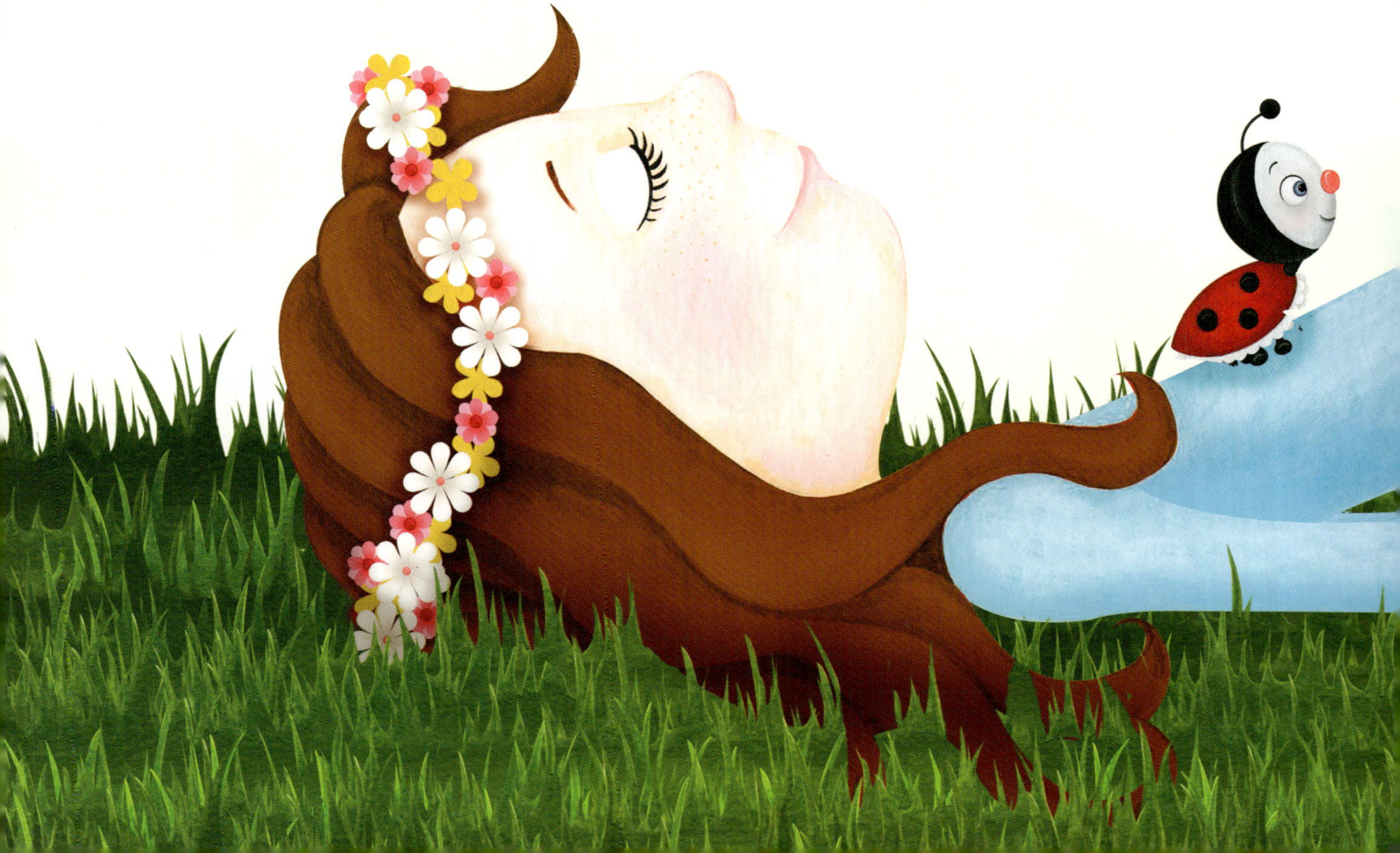

Mientras inspiro y espiro,
me tumbo de espalda
y piso el suelo con fuerza,
apoyándome en los antebrazos.
Ahora subo las caderas
e intento llegar muy alto.

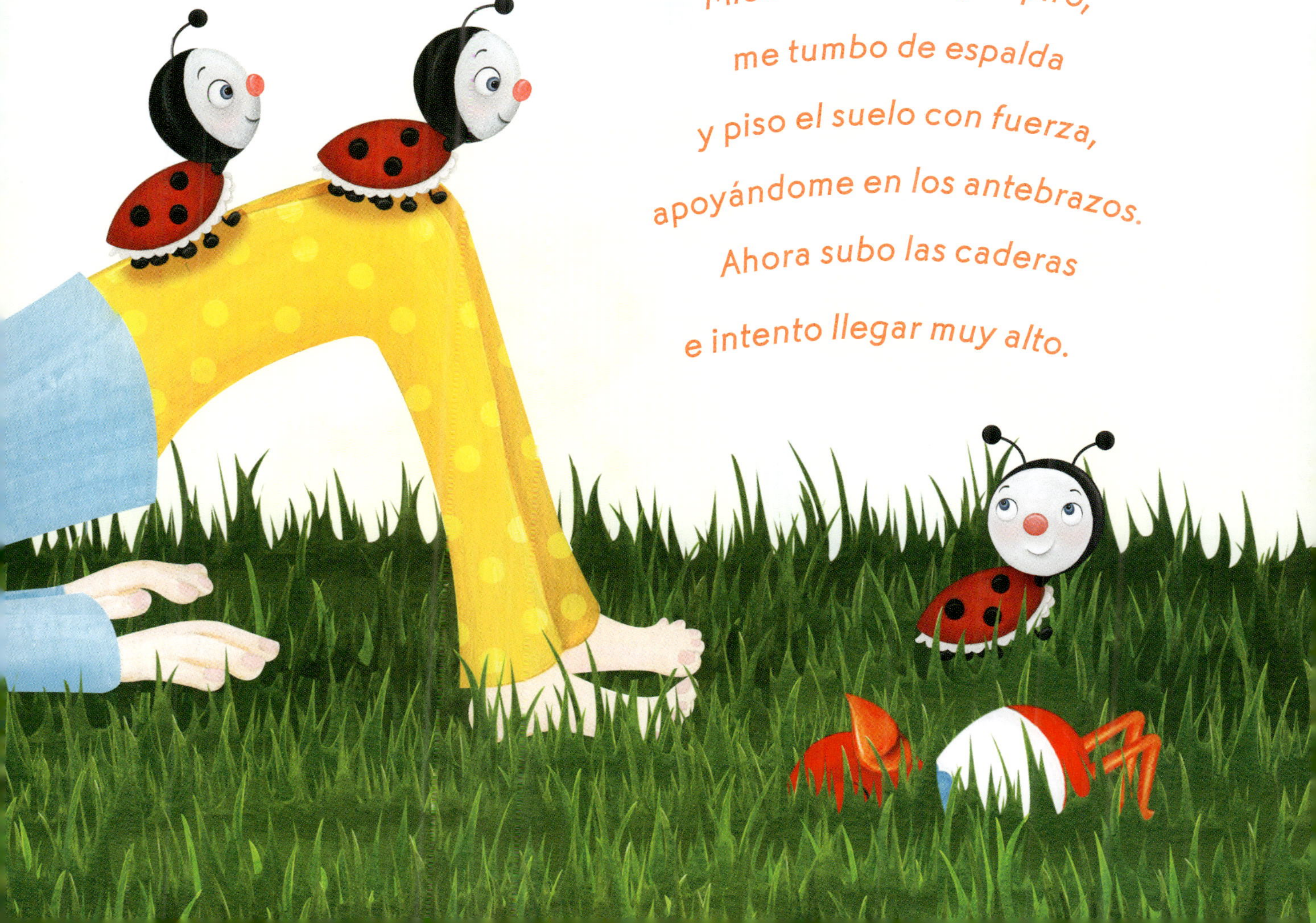

surcando los ríos en barcos al viento.

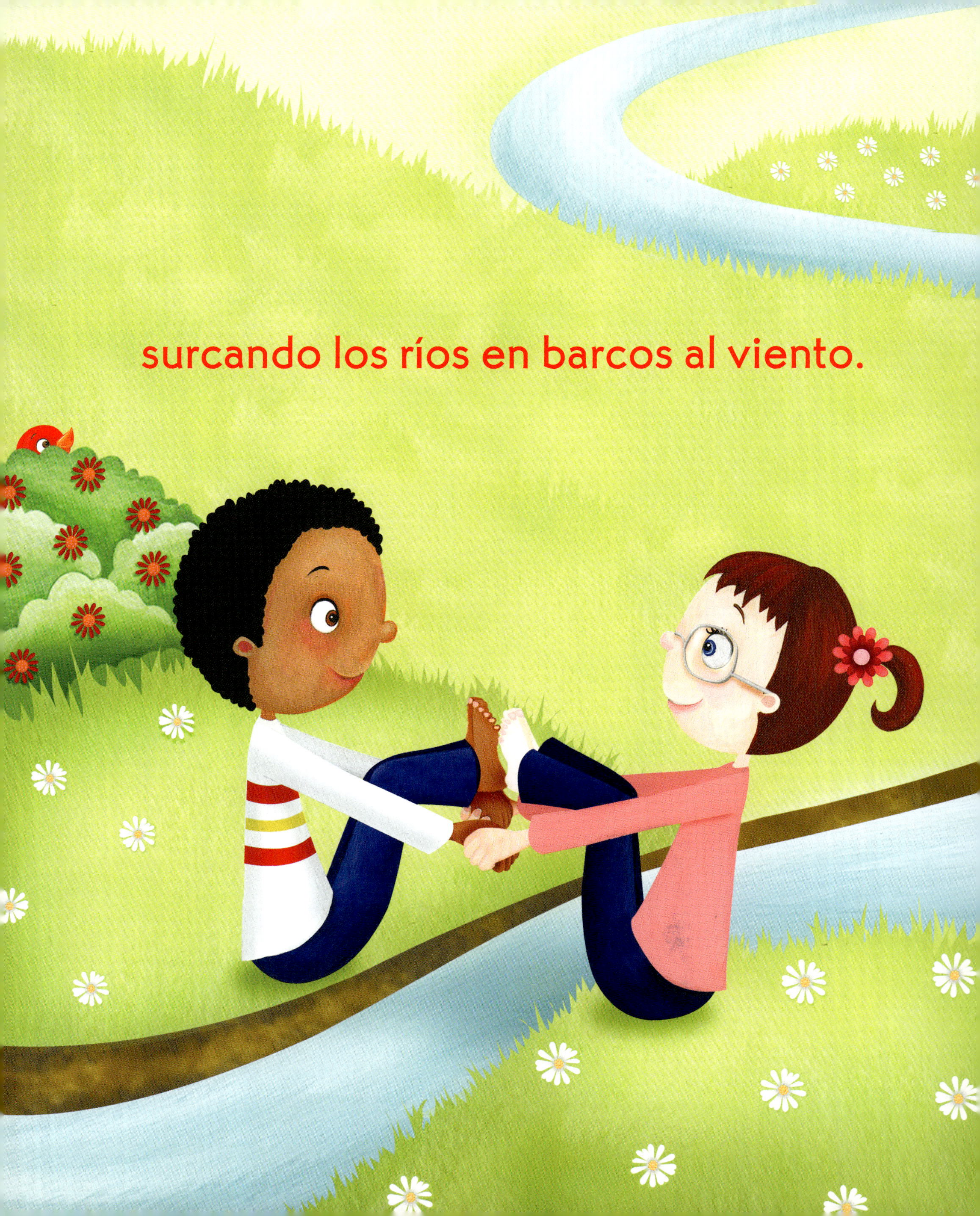

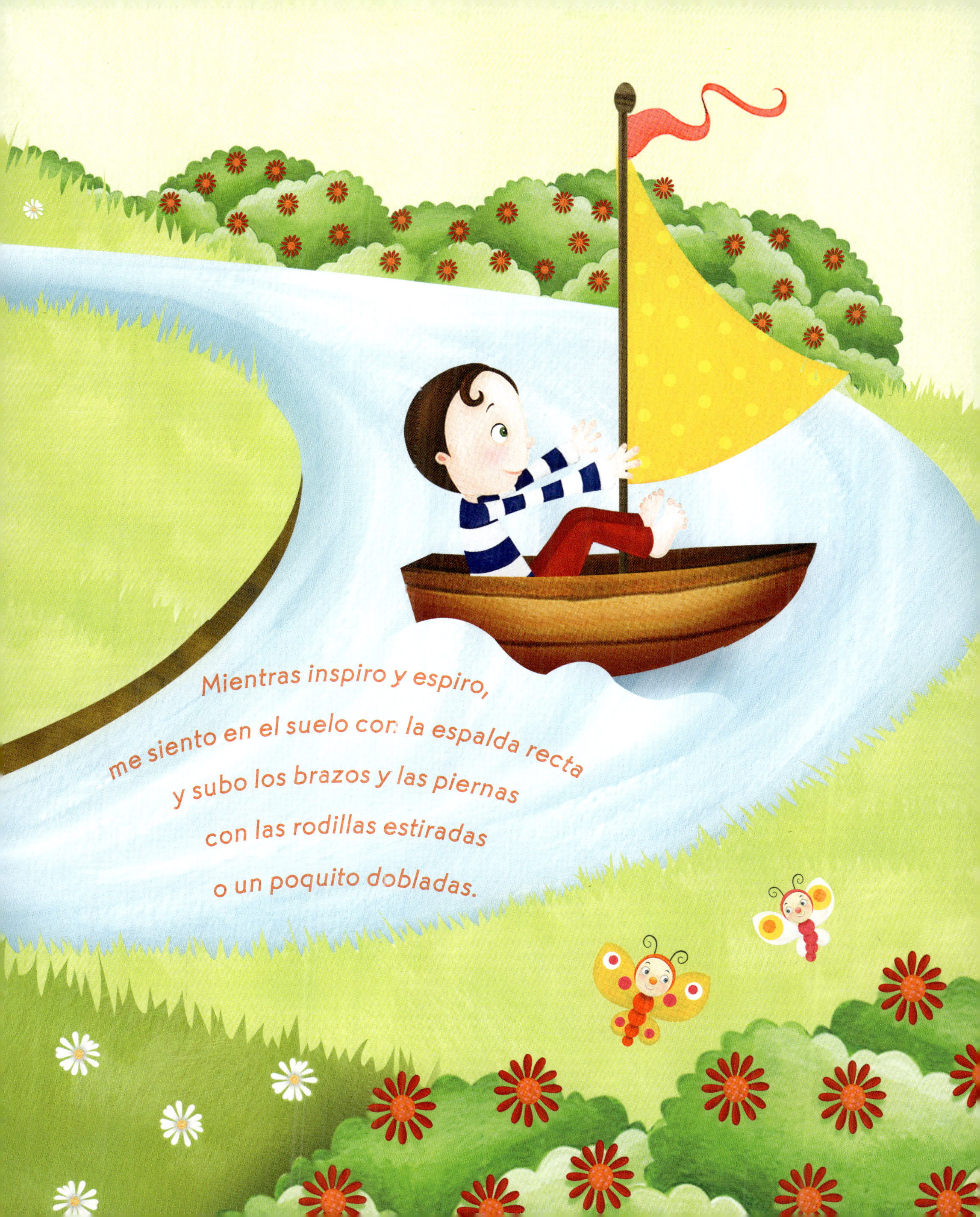

Mientras inspiro y espiro,
me siento en el suelo con la espalda recta
y subo los brazos y las piernas
con las rodillas estiradas
o un poquito dobladas.

Despierto y en calma, con solo que diga:
«¡Hoy puedo con todo!» ya siento alegría.

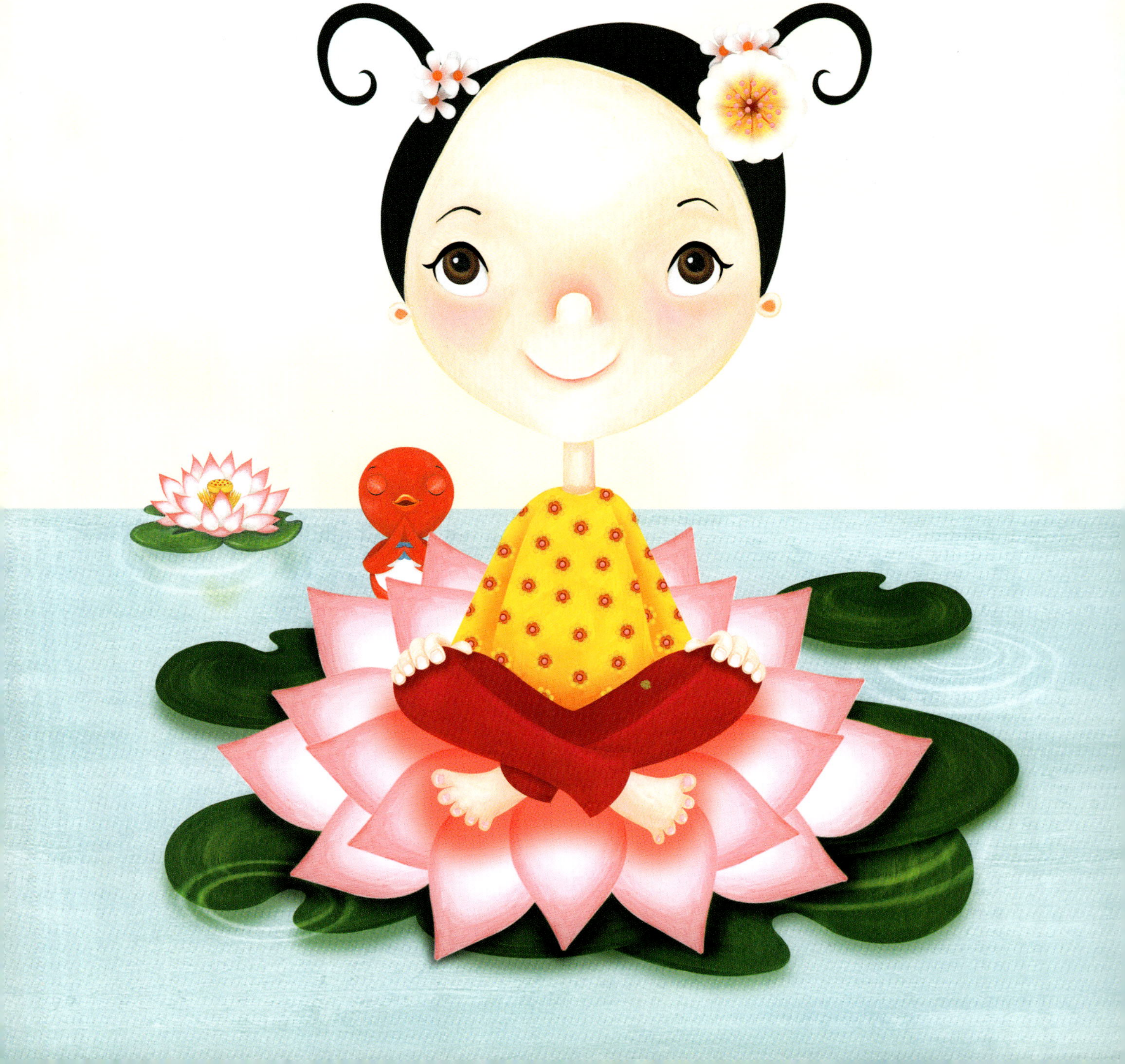

Respiro tranquilo, respiro profundo, otro día empieza: ¡buenos días, mundo!

Mientras inspiro y espiro,
me siento en el suelo
con las piernas cruzadas.
Alargo la espalda,
giro los hombros hacia atrás
y apoyo las manos relajadas
sobre las rodillas.

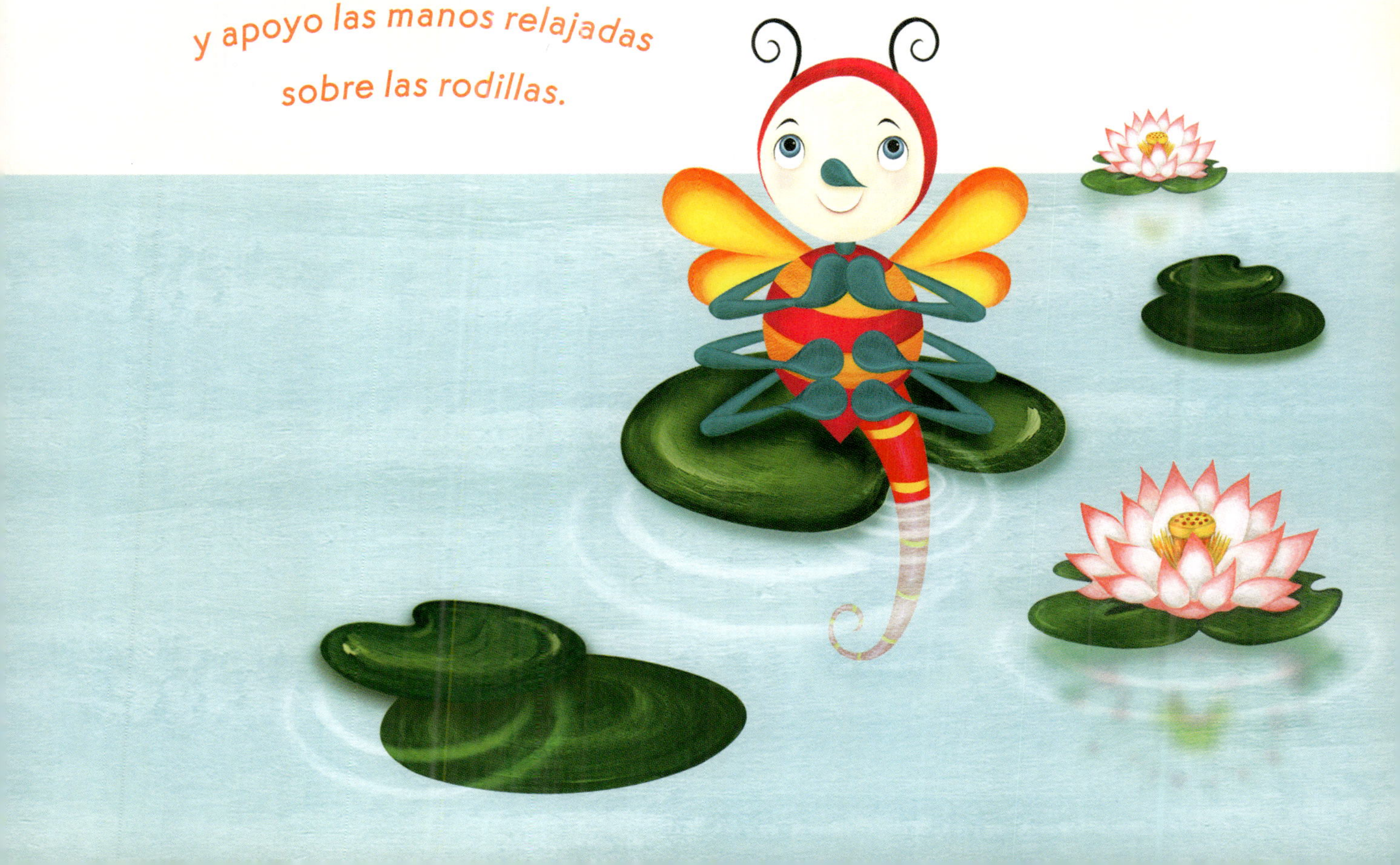

La secuencia de «*Buenos días, yoga*»

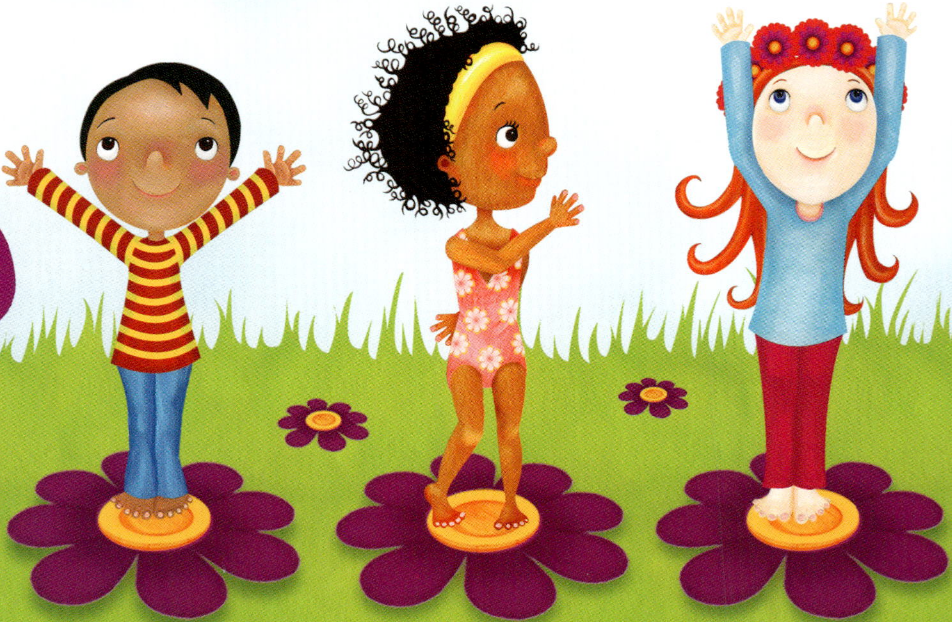

La respiración del sol:

Estiro los brazos a un lado y otro, los subo hasta el cielo y después los bajo para relajarme.

Torsión abdominal:

Giro todo el cuerpo de lado a lado y balanceo los brazos de adelante hacia atrás.

El volcán:

Me pongo de puntillas e intento tocar el cielo con los dedos.

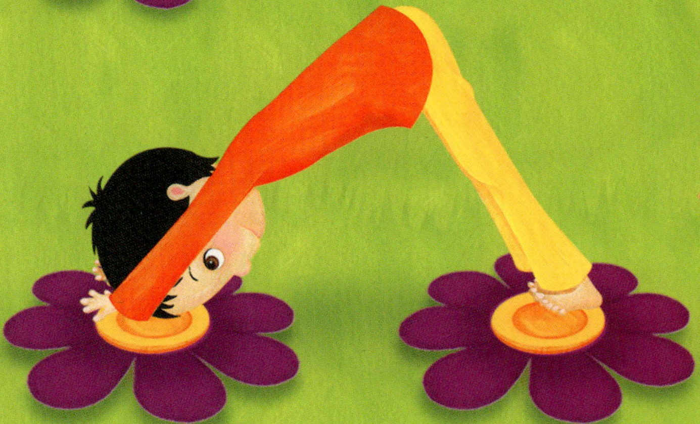

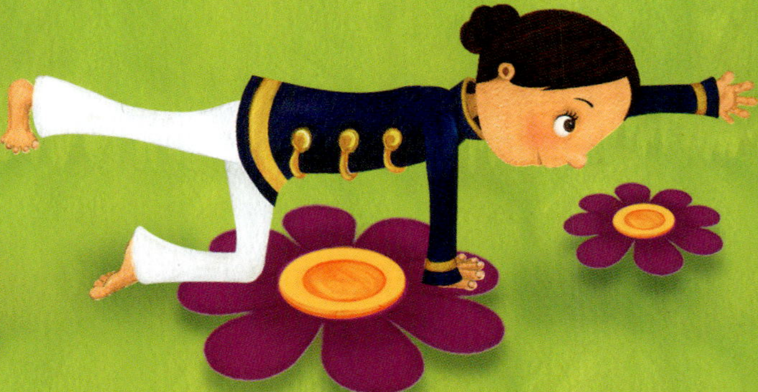

Perro mirando hacia abajo:

Apoyo con fuerza las manos y los talones en el suelo y subo la cadera hacia el cielo.

Equilibrio a cuatro patas:

Apoyado en manos y rodillas, llevo la mano izquierda hacia delante, estiro la pierna derecha hacia atrás y mantengo el equilibrio. Después cambio de lado.

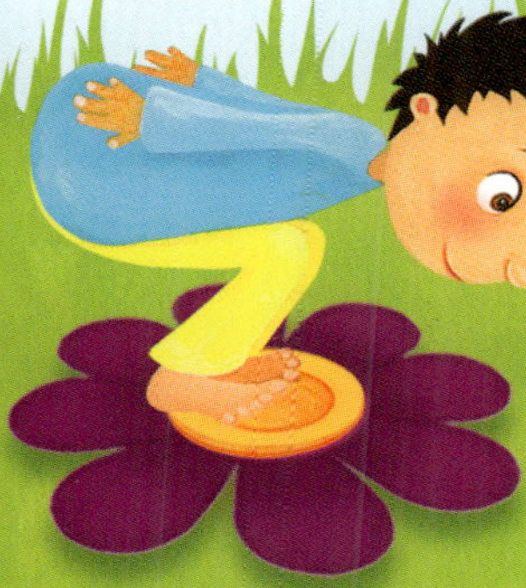

El esquiador:

Doblo las rodillas y llevo los brazos atrás.

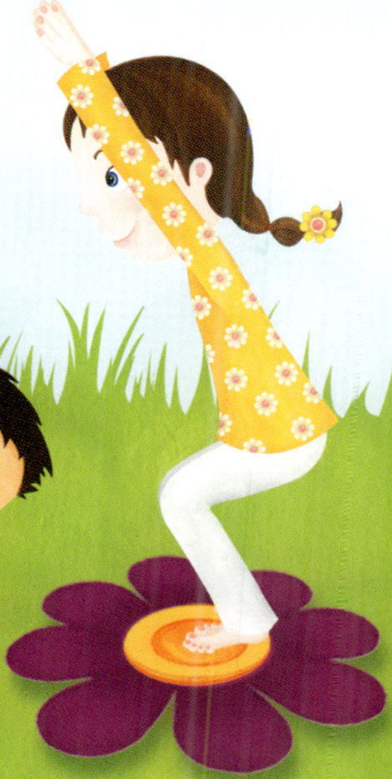

El rayo:

Con las rodillas dobladas, deslizo los brazos hacia delante para llegar muy alto con las manos.

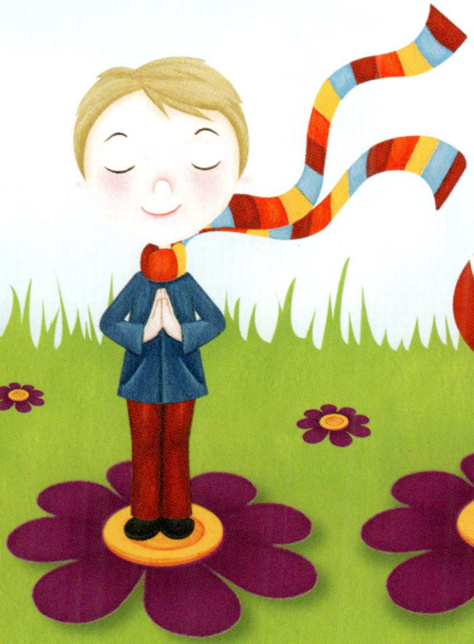

La montaña:

Me apoyo en el suelo con fuerza y estiro la espalda para hacerla crecer. Giro los hombros hacia atrás y junto las palmas de las manos.

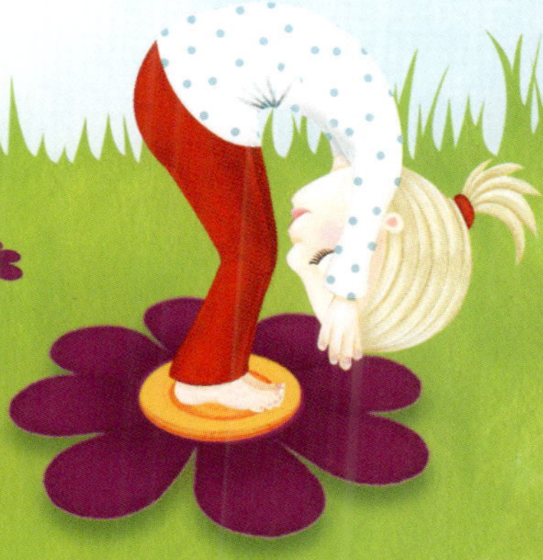

Flexión hacia delante:

Redondeo la espalda, doblo las rodillas y poco a poco bajo la cabeza y los brazos hacia el suelo.

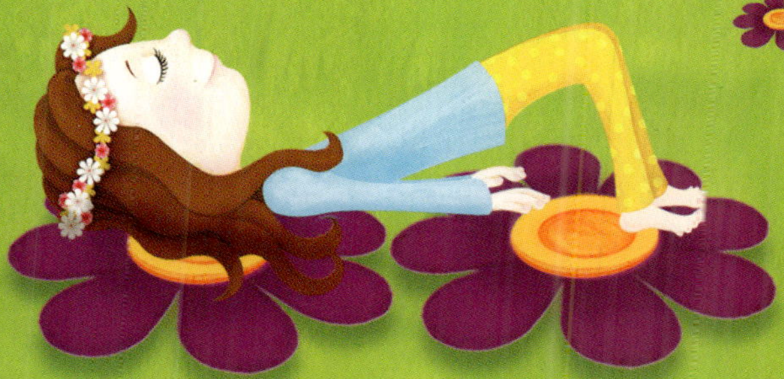

El puente:

Tumbado boca arriba, piso el suelo con fuerza apoyándome en los antebrazos y elevo las caderas.

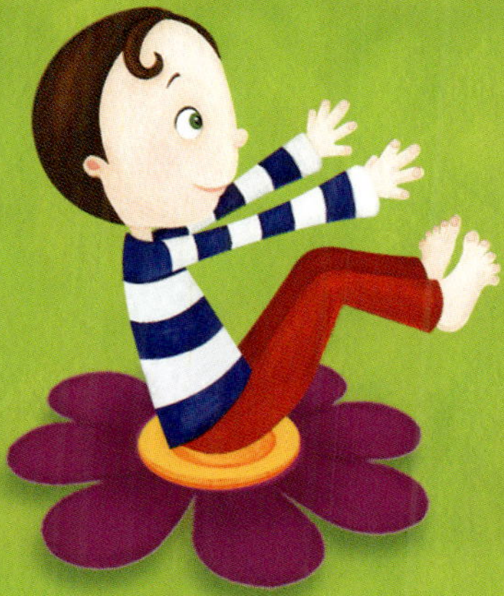

El barco:

Sentado con la espalda derecha, subo brazos y piernas con las rodillas rectas o dobladas.

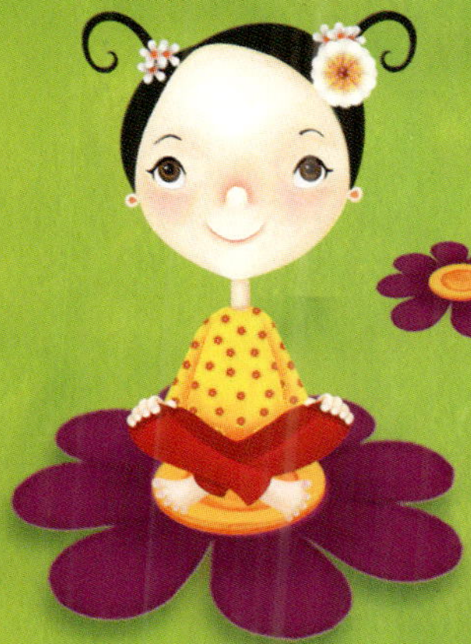

Atento:

Me siento con las piernas cruzadas. Estiro bien la columna, giro los hombros hacia atrás y apoyo las manos relajadas sobre las rodillas.

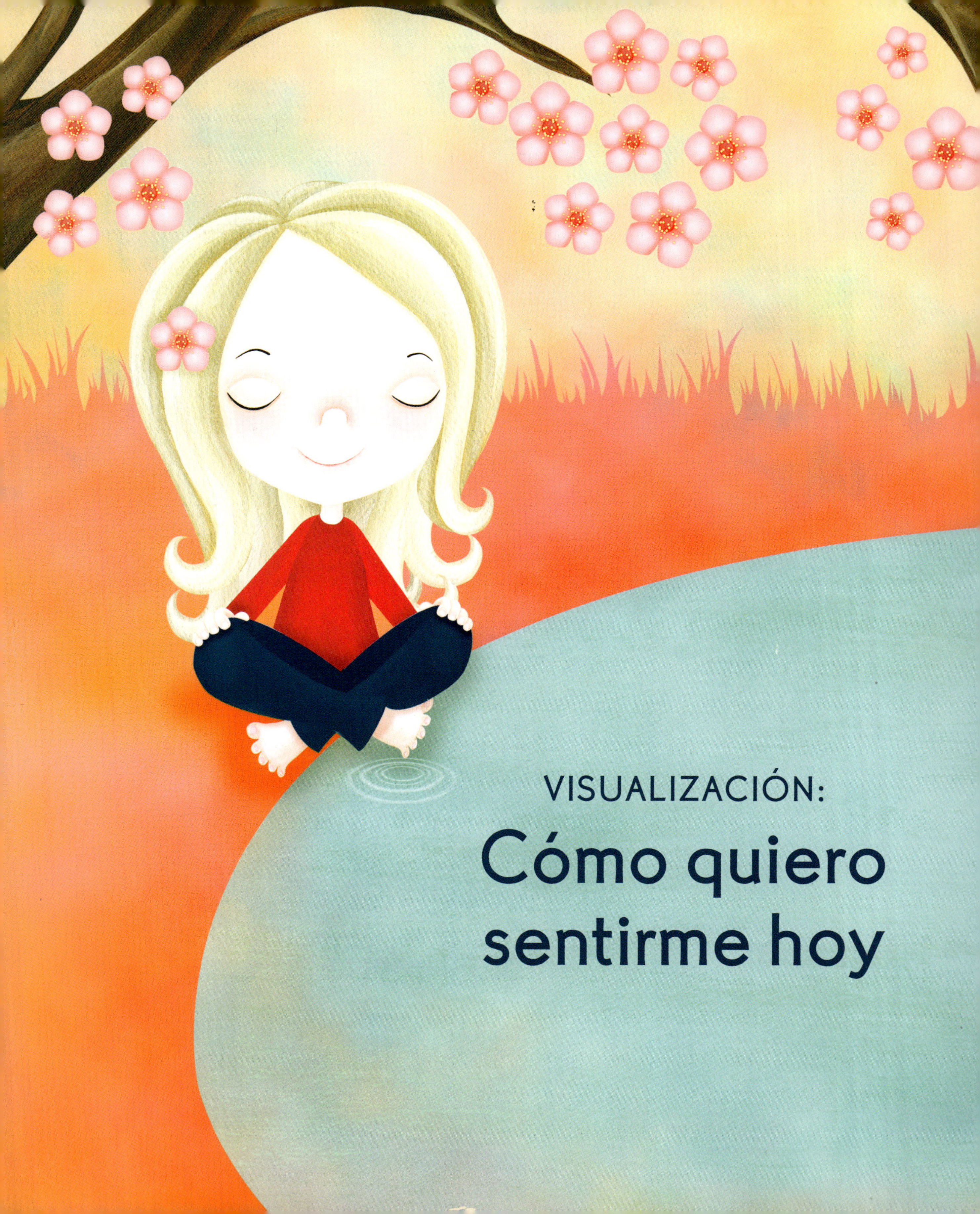

VISUALIZACIÓN:

Cómo quiero sentirme hoy

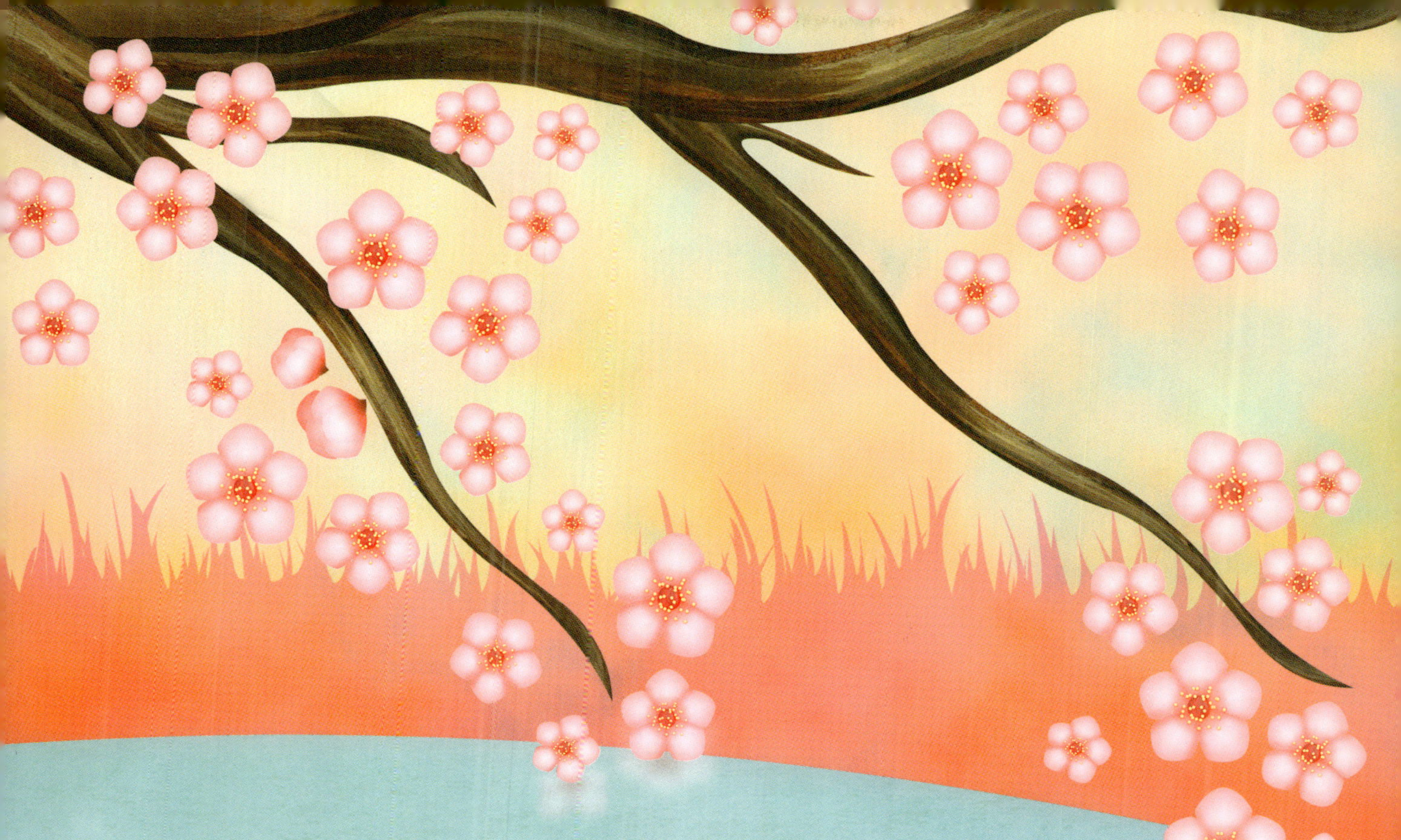

Siéntate y ponte cómodo. Cierra los ojos y apoya las manos relajadas sobre las rodillas. Crece un poquito estirando la espalda y después gira los hombros hacia atrás muy despacio.

Respira profundo... y suelta el aire poquito a poco. Relaja todo el cuerpo. Nota el aire que vuelve a entrar por tu nariz y déjalo salir otra vez. ¿Está frío? ¿Está templado?

Ahora llena toda tu mente con una sola palabra que exprese cómo quieres sentirte hoy. Podría ser **«alegre», «amable», «cariñoso», «curioso»... o quizá «feliz», «tranquilo», «entusiasmado» o «valiente»**. Elige la palabra que mejor describa cómo te apetece sentirte y concéntrate en ella.

Inspira y, mientras el aire entra por tu nariz, llénate de la sensación que has elegido... Y al soltarlo, envía esa sensación al mundo. Siente cómo quieres estar hoy. Vuelve a respirar profundamente... y deja salir el aire poquito a poco. Ahora abre los ojos. ¡Ya estás listo para disfrutar del día!

Otras publicaciones de Peque Gaia

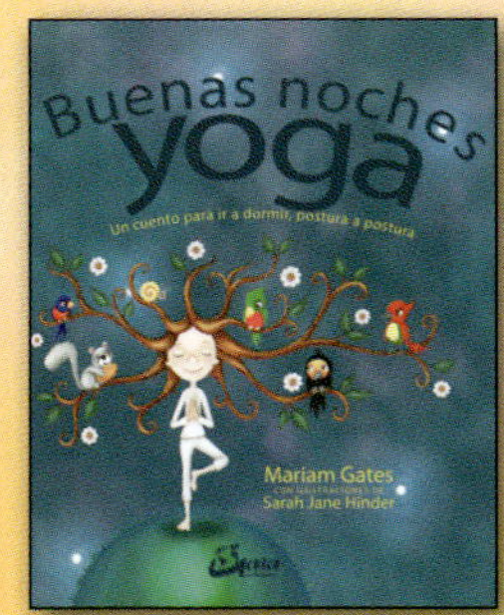

BUENAS NOCHES, YOGA

Un cuento para ir a dormir, postura a postura

MARIAM GATES. ILUSTRADORA: SARAH JANE HINDER

Practica los ejercicios de este libro antes de acostarte: sus posturas te ayudarán a tranquilizarte, a descansar y a reponer energías. Un libro para compartir en familia.

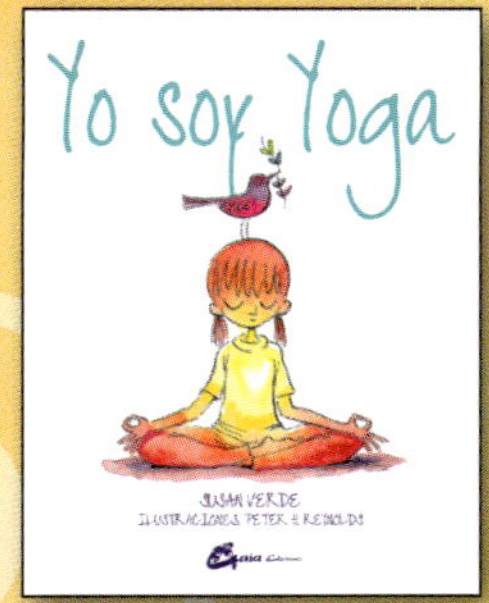

YO SOY YOGA

SUSAN VERDE. ILUSTRADORA: PETER H. REYNOLDS

Afirmaciones bellamente ilustradas que inspirarán a niños y adultos a vivir con más calma, a practicar posturas de yoga y fortalecer.

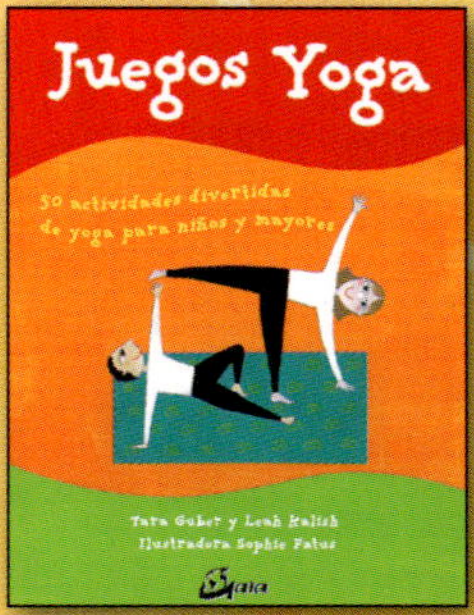

JUEGOS YOGA

50 actividades divertidas de yoga para niños y mayores

TARA GUBER Y LEAH KALISH. ILUSTRADORA: SOPHIE FATUS

Con estas fichas tus hijos se divertirán practicando yoga y aprenderán a: respirar, mantener el equilibrio, estar erguidos, flexibilizar la columna, estirarse, practicar en pareja y relajarse.

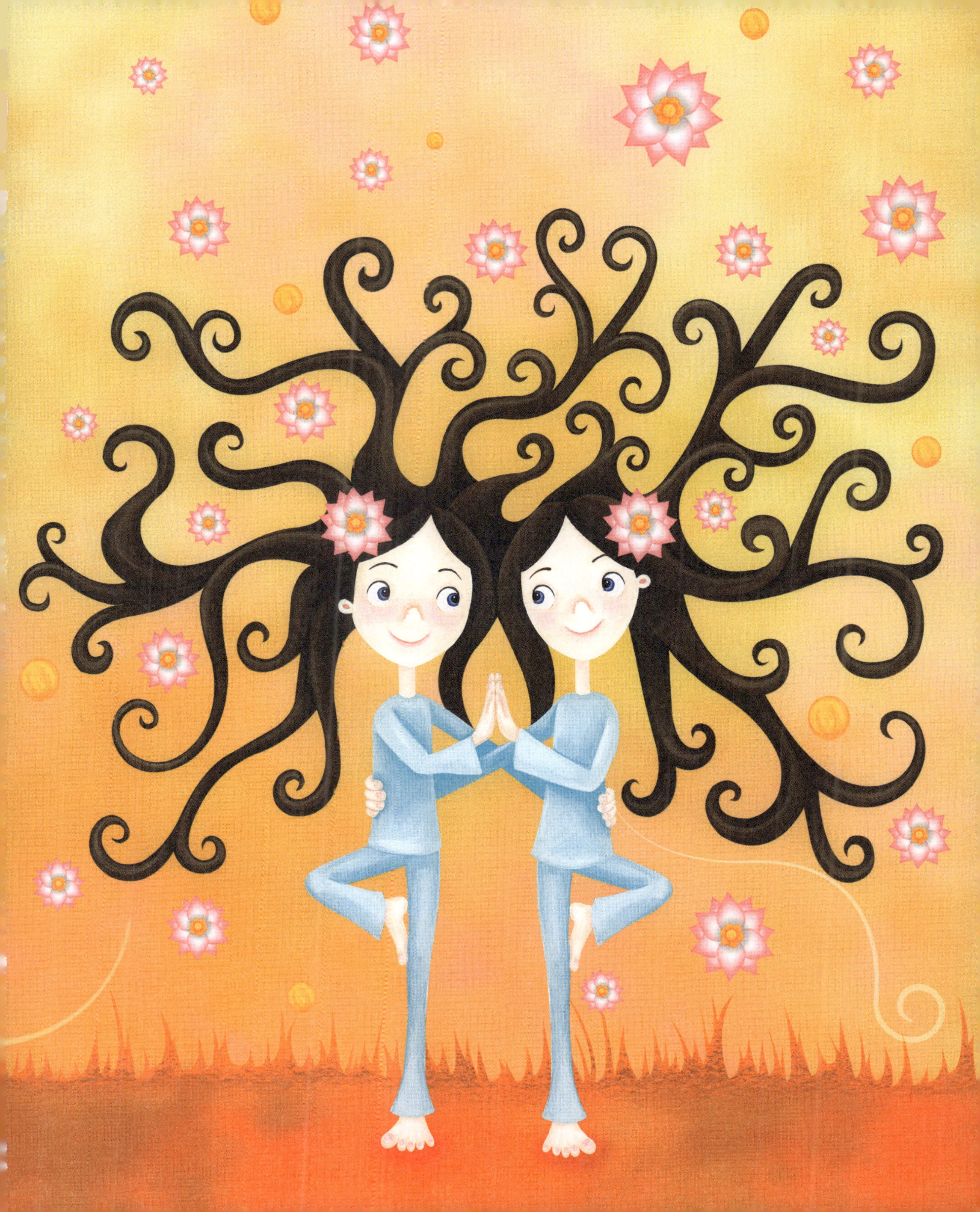

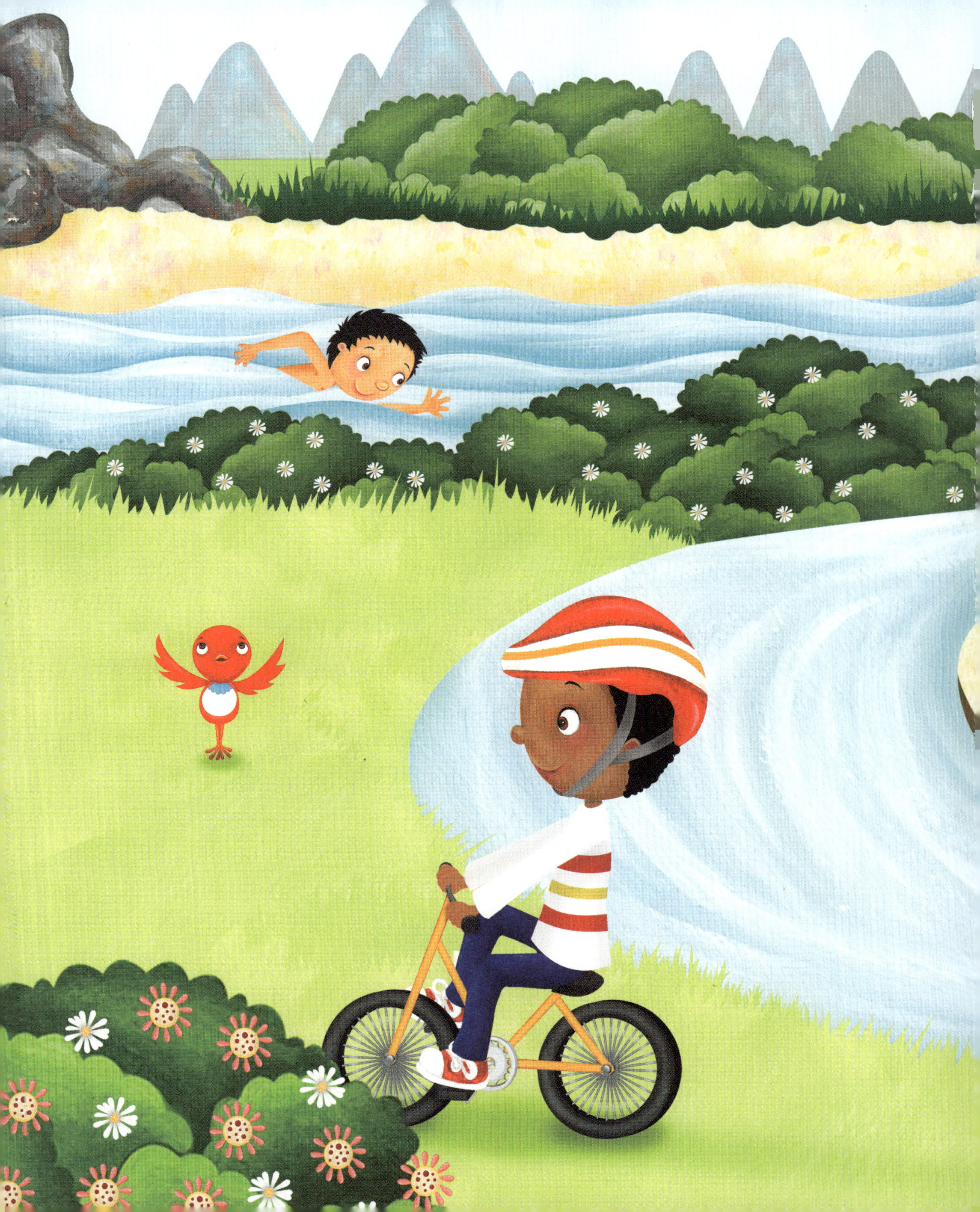